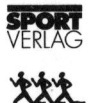

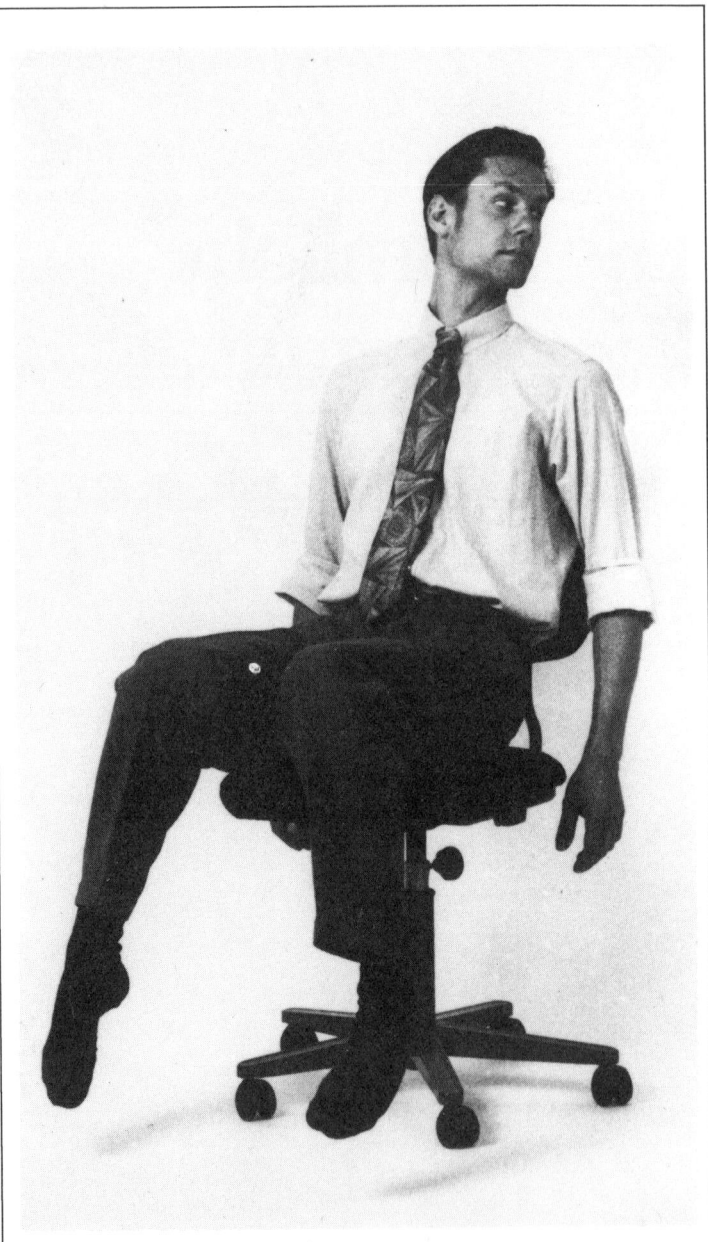

Bernd Hüttich

Die heimliche Bürogymnastik

66 Übungen im Sitzen

Fotografiert von Klaus-Dieter Fahlbusch

Sportverlag Berlin

Hüttich, Bernd:
Die heimliche Bürogymnastik : 66 Übungen im Sitzen / Bernd Hüttich.
Fotogr. von Klaus-Dieter Fahlbusch. – 1. Aufl. – Berlin : Sportverl., 1992
NE: Fahlbusch, Klaus-Dieter:

ISBN 3-328-00525-0

© Sportverlag GmbH Berlin 1992
Erste Auflage
Einband: Theodor Bayer-Eynck
Einbandfoto: Klaus-Dieter Fahlbusch
Printed in Germany
Satz: IBV Satz- und Datentechnik GmbH, Berlin
Druck und Einband: Graphischer Großbetrieb GmbH, Pößneck
Ein Mohndruck-Betrieb

Inhalt

Vorwort

Wer täglich im Büro sitzen muß, weiß, wie anstrengend das sein kann. Zu vermeiden sind solche Sitzfleischstrapazen wohl kaum, doch mit dieser unkomplizierten Bürogymnastik werden sie erheblich erträglicher.

Die hier vorgestellten Übungen lassen sich ohne irgendwelchen Aufwand und teilweise so ganz nebenbei, von anderen unbemerkt, also „heimlich", durchführen. Sie können sogar sitzen bleiben und dennoch die Müdigkeit vertreiben, die Durchblutung aktivieren, Verspannungen lösen und Ihre Muskeln stärken oder dehnen.

Eine relativ bequeme Methode, sich fit zu halten und Schädigungen vorzubeugen. Kopfweh, Schmerzen im Nacken, Rücken und Gesäß haben kaum eine Chance, wenn Sie immer mal wieder zwischendurch einige Übungen absolvieren.

Selbstverständlich ist diese Gymnastik nicht nur im Büro anzuwenden, sie läßt sich genauso zu Hause vorm Bildschirm, zum Teil sogar im Auto oder in der Bahn ausführen.

Besonders wertvoll sind die für jede der vier Körperregionen (Kopf, Hals bis Hände, Rumpf, Beine bis Füße) zusammengestellten „Gesundheitstips zum Angewöhnen".

Übrigens hätten Sie bestimmt mehr Spaß, wenn Sie nicht versteckt üben würden. Vielleicht gibt es jemanden, der sich gern beteiligen möchte. Durchaus möglich, daß Ihr Gegenüber just in diesem Moment eine dieser „heimlichen" Übungen im Büro praktiziert. Lassen Sie doch mal so rein zufällig dieses Büchlein auf dem Schreibtisch liegen... Eventuell kommen Sie durch diesen Trick zu einer kleinen Fachsimpelei über Bürogymnastik – und schließlich zum gemeinsamen Üben.

Viel Erfolg wünschen Autor und Verlag

So üben Sie mit dem Buch

- Führen Sie mehrmals täglich fünf bis zehn Übungen aus.
- Stellen Sie sich vor Übungsbeginn ein individuell zugeschnittenes Programm zusammen. Das ist nicht schwierig, da die Hauptwirkungen jeder Übung genannt sind. Zudem sind die Übungen in vier Komplexen den Körperregionen zugeordnet.
- Beginnen Sie die Gymnastik immer mit leichten Aufwärm- bzw. Lockerungsübungen, bevor Sie einzelne Muskelgruppen gezielt dehnen bzw. kräftigen.
- Schließen Sie eine Übungsfolge mit Lockerungs- bzw. Entspannungsübungen ab.
- Fassen Sie die Angaben zur Dosierung, also zur Anzahl der Wiederholungen oder zur Übungsdauer, bitte als Empfehlungen auf. Machen Sie es sich aber nicht zu leicht, denn ohne jegliches Mühen wird sich kein Erfolg einstellen.
- Jedem Übungskomplex ist eine kurze Einleitung vorangestellt, mit speziellen Hinweisen zu Ausführung und Wirkung sowie allgemeinen Gesundheitstips.

● Folgende Symbole sollen Ihnen den Umgang mit dem Buch erleichtern:

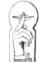 ...Mit diesem Zeichen sind Übungen markiert, die Sie von anderen unbemerkt ausführen können.

 ...Dieses Symbol weist auf die Dosierung hin.

 ...Damit sind die Hinweise, die bei der Ausführung zu beachten sind, gekennzeichnet.

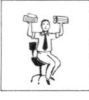 ...Alle Kräftigungsübungen sind so markiert.

 ...Die Dehnungsübungen sind durch dieses Zeichen hervorgehoben.

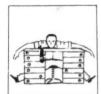 ...Lockerungs- bzw. Entspannungsübungen sind daran zu erkennen.

KOMPLEX 1

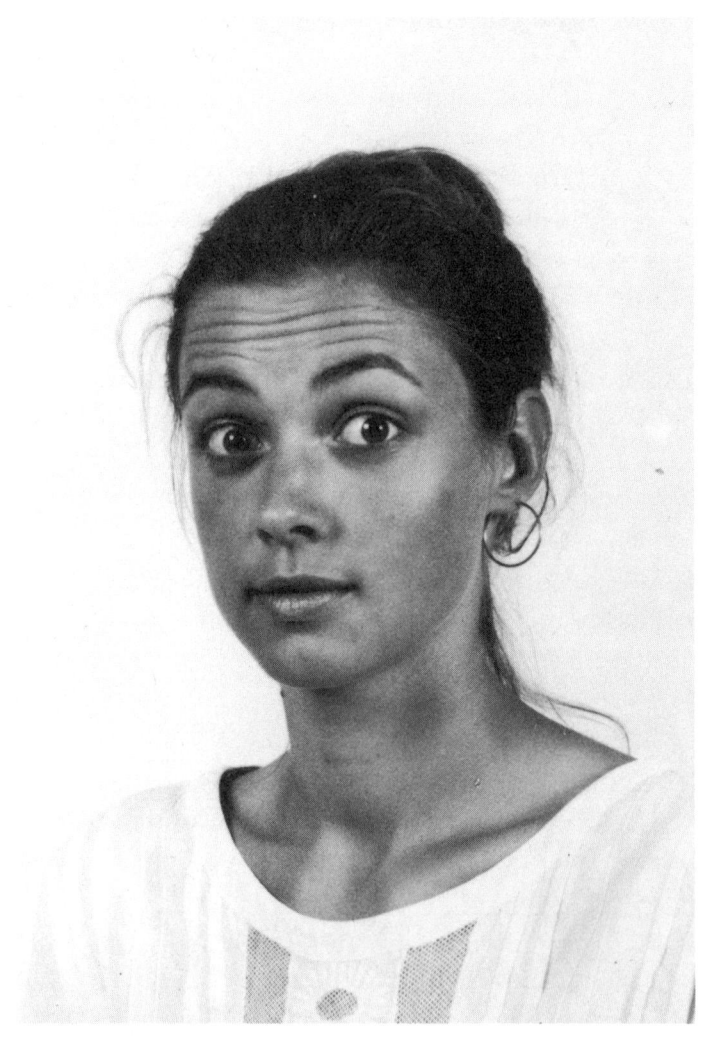

Augen- und Atemübungen

Wer viel am Computer arbeitet oder liest, der wird die hier beschriebenen Übungen bald nicht mehr missen wollen. Die Augen- und Atemübungen vertreiben die Müdigkeit ganz sicher, machen wieder frisch und entspannt.

Die Augengymnastik umfaßt drei Übungstypen:

1. Die bewußten Bewegungen der Augen kräftigen die für die Bewegung der Augäpfel zuständigen Muskeln.

2. Durch das Fixieren eines Gegenstandes erhöht sich die Konzentrationsfähigkeit.

3. Das Blicken in etwas Helles mit anschließendem Schließen der Augen regt die Pupillentätigkeit an, und der Wechsel zwischen Fixieren der eigenen Nasenspitze und Blick in die Ferne bewirkt einen Fokuswechsel – ein probates Mittel gegen Alterskurzsichtigkeit.

Am größten ist der Effekt der Augenübungen, wenn Sie zuvor einige Minuten die Augen schließen und sich völlig entspannen.

Wenn Sie Zeit und Gelegenheit haben, legen Sie sich vorm Üben für 10 Minuten eine mit Kamillen- oder Schwarztee (nach dem Aufbrühen 5 Minuten durchgezogen) getränkte Kompresse auf die Augen. Das

11

wird sich meistens wohl nur zu Hause realisieren lassen, erhöht aber den Effekt der Gymnastik wesentlich.

Je tiefer Sie atmen, desto besser sind die Voraussetzungen dafür, daß Ihr Organismus mit Sauerstoff versorgt wird und das Leistungsvermögen hoch ist. Die eine ganz bewußte Steuerung der Atmung verlangenden Atemübungen orientieren darauf, und kräftigen gleichzeitig die beteiligten Muskeln des Brustkorbes.
Setzen Sie sich zum Üben bequem, aber aufrecht hin, und konzentrieren Sie sich nur noch auf das Ein- und Ausatmen.
Übrigens, wenn in den Ausführungsbeschreibungen ein tiefes Einatmen gefordert wird, ist nicht damit gemeint, daß Sie sich wie einen Luftballon aufblasen sollen. Locker bleiben ist oberstes Gebot. Bei aufkommendem Schwindelgefühl während des Übens atmen Sie zu hastig bzw. verkrampft. Unterbrechen Sie dann für eine Weile die Atemübungen, bis sich Ihr Zustand wieder normalisiert hat.

Gesundheitstips zum Angewöhnen

* Achten Sie auf eine gute Arbeitsplatzbeleuchtung. Beispielsweise sollte kein Schatten von der Hand auf die Stelle fallen, die Sie gerade beschreiben.

* Der Abstand der Augen zum Blatt sollte etwa 30 Zentimeter und der zum Bildschirm mindestens 50 Zentimeter betragen.

* Ausreichender Schlaf ist das beste Mittel, die Augen lange leistungsfähig zu erhalten.

* Atmen Sie stets so, als stünde Ihnen im Leben nur eine begrenzte Anzahl Atemzüge zur Verfügung.

* Sitzen Sie nicht längere Zeit zusammengesunken da, und lassen Sie nicht ständig die Schultern nach vorn hängen. Durch solch nachlässige Körperhaltungen wird der Brustraum verringert, die Atmung verflacht.

* Nutzen Sie jede Gelegenheit, sich an frischer Luft zu bewegen.

1. Augengymnastik

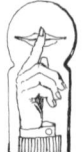

Aufrecht, aber völlig entspannt sitzen und dabei die Augen für 3 bis 5 Sekunden geschlossen halten. Anschließend folgende Übungen durchführen:

1. So weit wie möglich nach oben und dann geradeaus blicken; dreimal

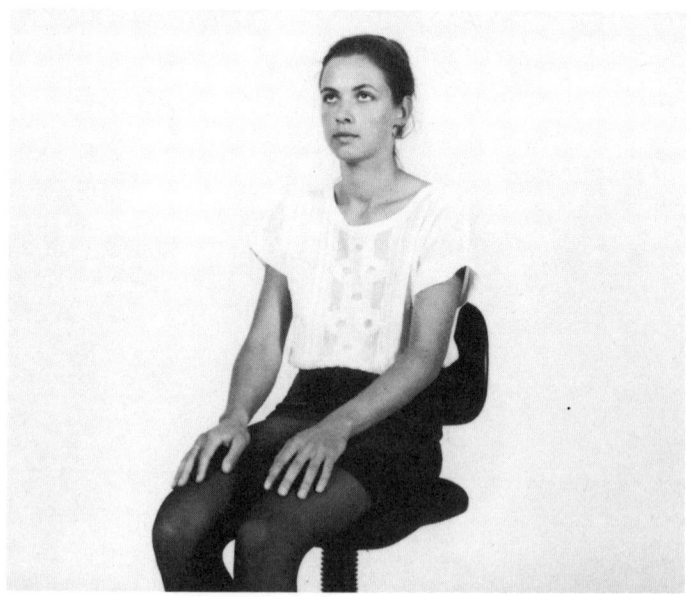

2. Tief nach unten und danach geradeaus sehen; dreimal

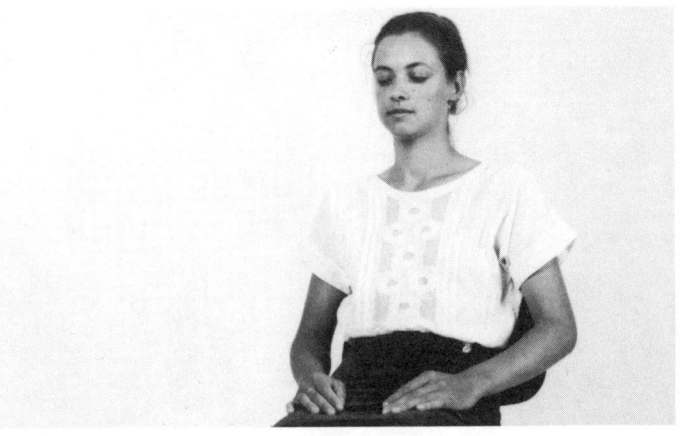

3. Weit nach rechts und anschließend geradeaus schauen; dreimal

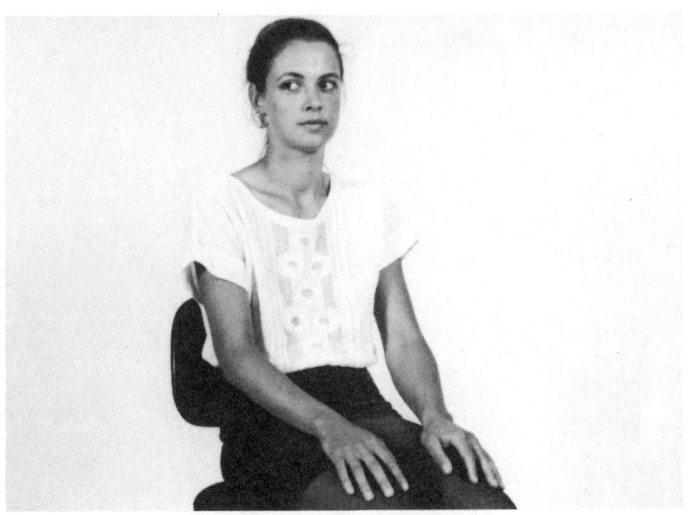

4. Weit nach links, danach geradeaus sehen; dreimal

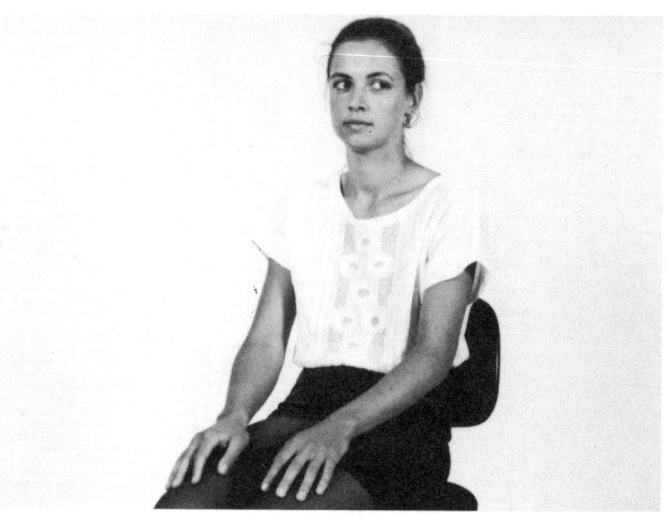

5. Augen langsam dreimal im Uhrzeigersinn und dreimal entgegengesetzt kreisen

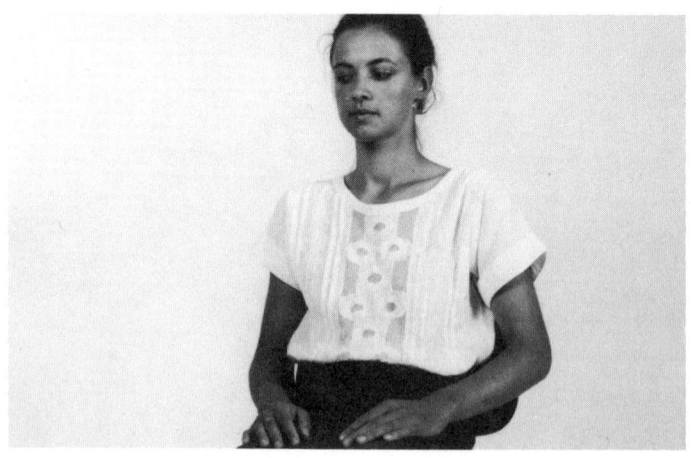

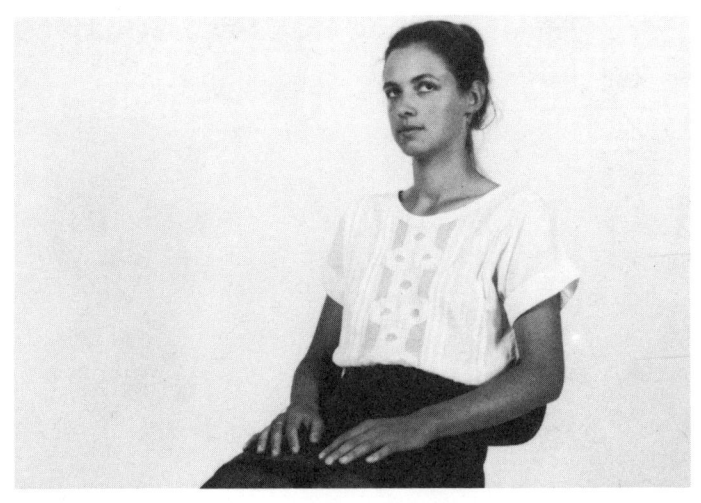

6. Abwechselnd vier Sekunden auf die eigene Nasenspitze und in die Ferne blicken; dreimal

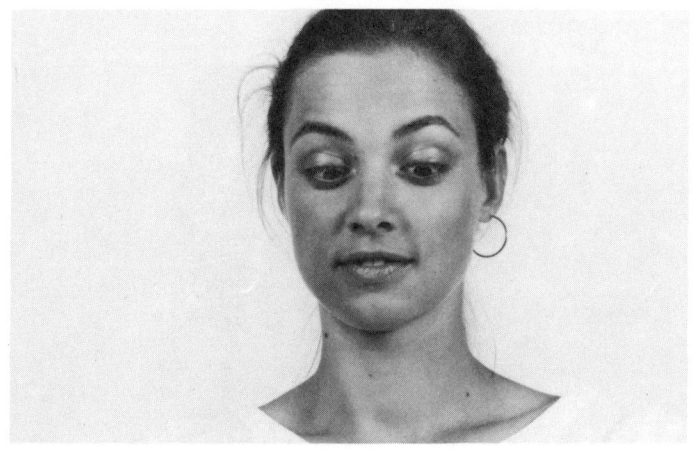

7. Eine Minute lang einen etwa 1 m entfernten Gegenstand fixieren

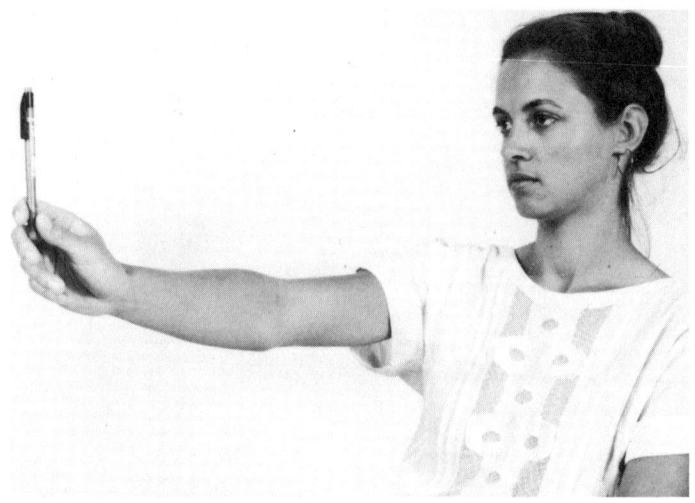

8. Abwechselnd 10 Sekunden lang etwas Helles ansehen und 30 Sekunden die Augen mit den Händen abdecken (dabei Augen nicht schließen, und nicht auf die Augen drücken); dreimal

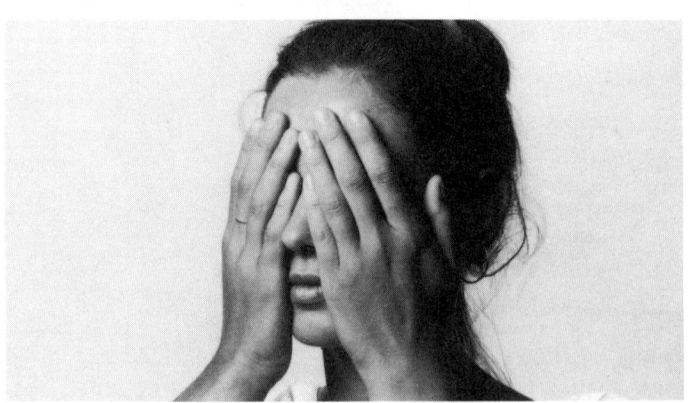

9. Die Augen mehrmals abwechselnd weit aufreißen und kräftig zukneifen. Abschließend die Augen mindestens 30 Sekunden geschlossen halten

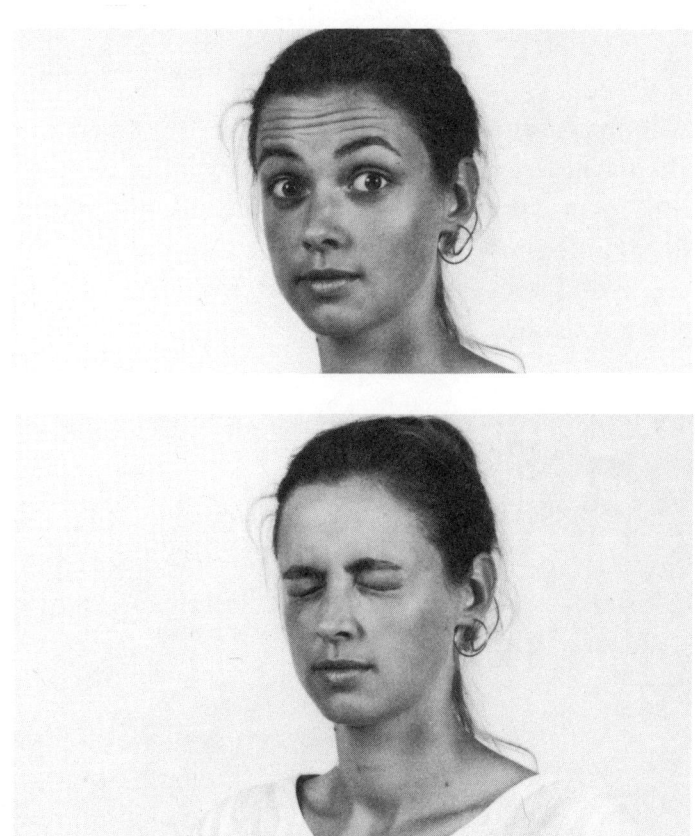

Wirkung
Vertreiben der Müdigkeit; langfristig ein Mittel gegen Alterskurzsichtigkeit; Kräftigung der Augenmuskeln

2. Tiefe Atmung

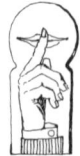

Im aufrechten aber entspannten Sitz zunächst langsam ausatmen. Dann tief „in den Bauch hinein" einatmen, gegen Ende des Einatmens noch zusätzlich leicht die Schultern anheben. Die Ausatmung völlig passiv und locker in umgekehrter Reihenfolge geschehen lassen.

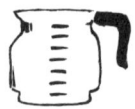

Dosierung

1 bis 2 Minuten

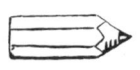

Hinweis

Üben Sie ganz konzentriert. Wenn Sie zu rasch oder verkrampft atmen, kann sich ein Schwindelgefühl einstellen.

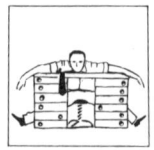

Wirkung

Kräftigung der Atemmuskeln; allgemeine Erfrischung

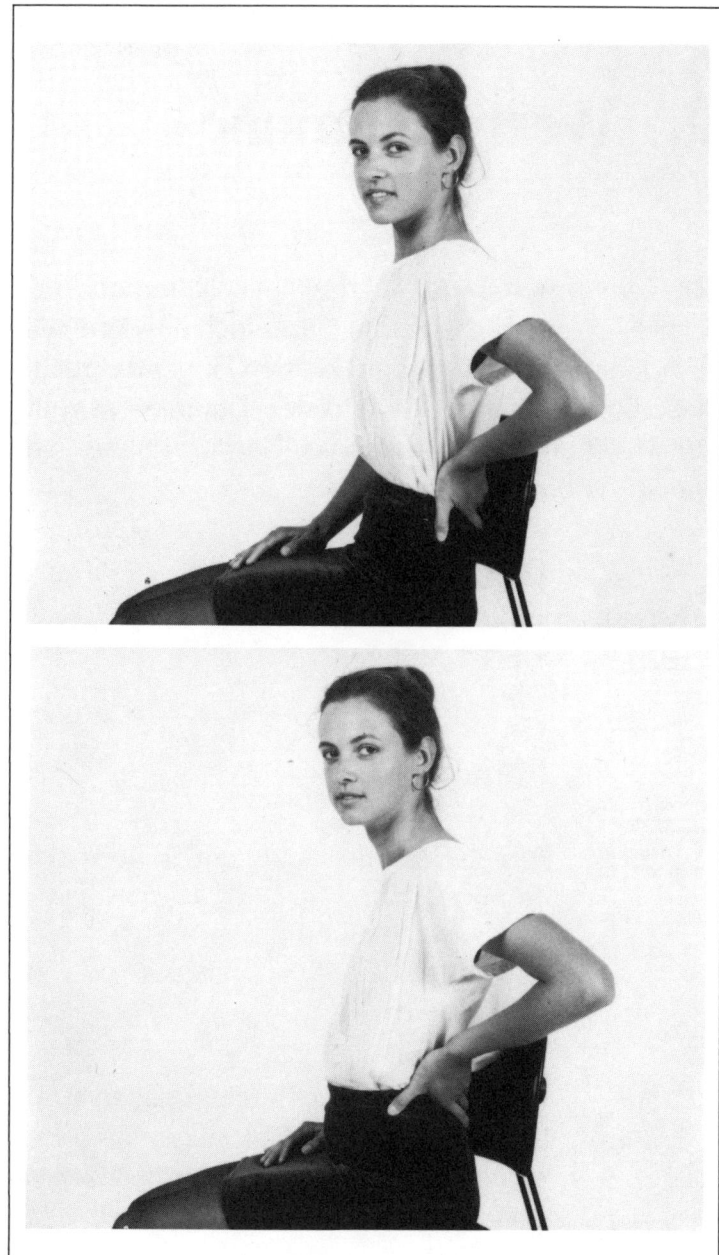

3. Wechselatmung

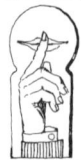

Mit dem linken Daumen das linke Nasenloch verschließen, durch das rechte Nasenloch aus- und wieder einatmen. Nun mit dem kleinen Finger das rechte Nasenloch verschließen und den Daumen vom linken nehmen. Durch das linke Nasenloch aus- und wieder einatmen

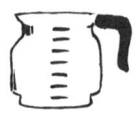

Dosierung

1 bis 2 Minuten

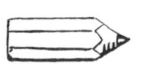

Hinweis

Atmen Sie ganz locker und in normalem Tempo.

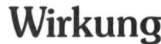

Wirkung

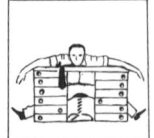

Ein rasch wirkendes Mittel gegen Kopfschmerz und Übelkeit; allgemeine Entspannung; Steigerung der Konzentrationsfähigkeit

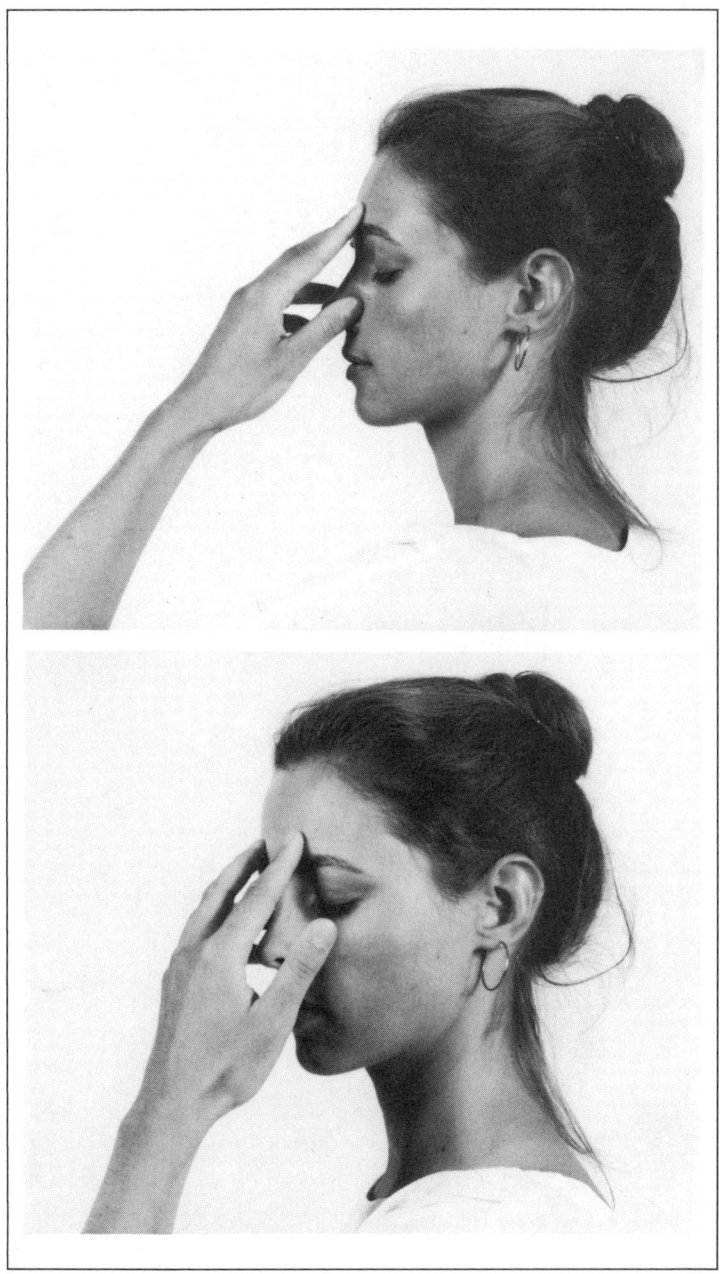

23

4. Erfrischungsatmung

Im bequemen Sitz tief durch den Mund einatmen. Dabei aber die Luft über die etwa einen Zentimeter weit herausgestreckte, zu einer Rinne gefalteten Zunge einsaugen. Entspannt und gleichmäßig durch die Nase ausatmen.

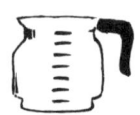

Dosierung

1 bis 2 Minuten

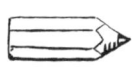

Hinweis

Weiten Sie beim Einatmen Brustkorb und Bauch ganz bewußt.

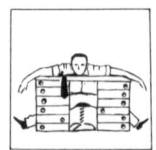

Wirkung

Vertreiben der Müdigkeit; Beseitigen von Gereiztheit und Nervosität; Zügeln von übermäßigem Durst und Appetit

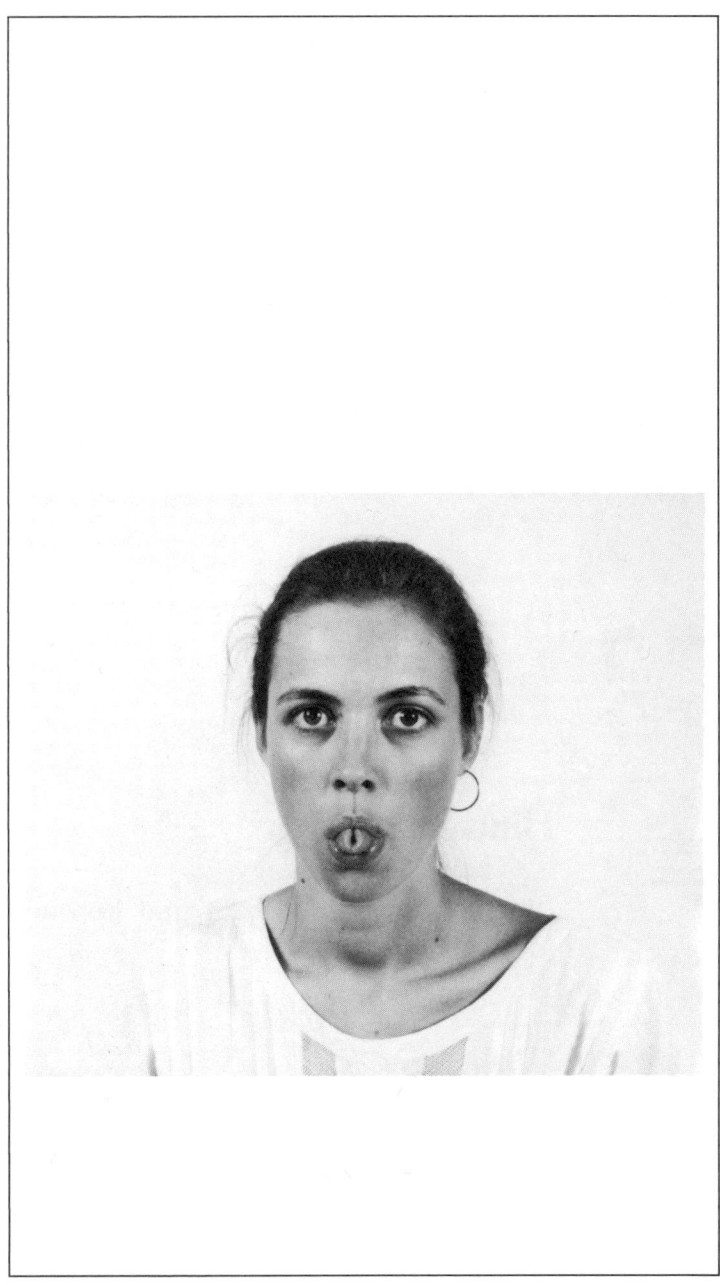

5. Entspannungs- atmung

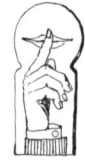

Im aufrechten, entspannten Sitzen zwei Zählzeiten lang ausatmen, dann das Kinn kräftig gegen das Brustbein pressen und den Atem für eine Zählzeit anhalten. Den Kopf wieder anheben und eine Zählzeit lang einatmen.

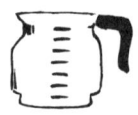

Dosierung

1 bis 2 Minuten

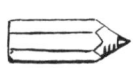

Hinweis

Atmen Sie ganz bewußt und konzentriert.

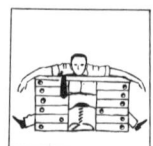

Wirkung

Umfassende Beruhigung; Vertreibung depressiver Stimmungen; ein gutes Mittel gegen Kopfschmerzen

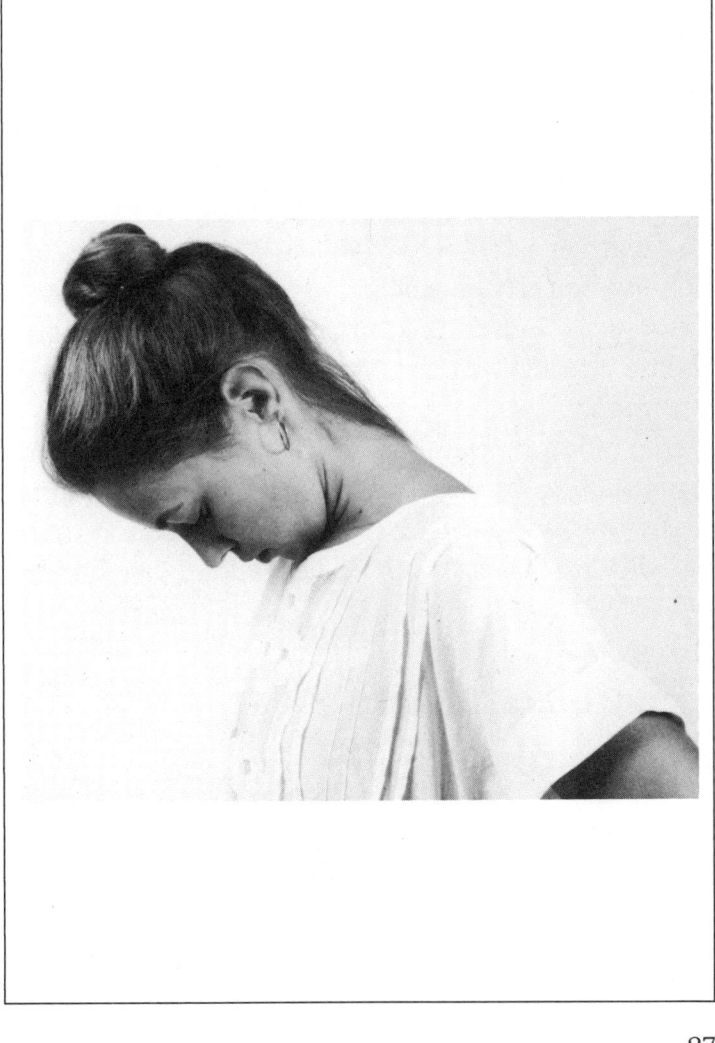

KOMPLEX 2

Übungen für Hals, Schultern, Arme und Hände

Im Büro sitzen Sie für längere Zeit nahezu reglos am Schreibtisch. Genau das ist es, was zu Schmerzen und langfristig sogar zu Schäden führen kann, denn dauerhaft werden solche Muskeln wie die im Nacken- und Schulterbereich einseitig und völlig falsch belastet. Erste Anzeichen dafür können Nacken- und Schulterschmerzen sein. Doch so weit muß es gar nicht erst kommen.

Durch möglichst häufiges Ausführen der nachfolgend vorgestellten Übungen können Sie Verspannungen lösen, die Muskeln aktivieren, die Durchblutung anregen und somit Beschwerden vorbeugen bzw. lindern.

Gesundheitstips zum Angewöhnen

* Bei der Arbeit am Computer oder an der Schreibmaschine sollte die Tastatur so stehen, daß die Unterarme beim Schreiben leicht nach oben zeigen und Sie die Schultern nicht hochziehen müssen.

* Gönnen Sie sich hin und wieder eine kleine Selbstmassage:

— Streichen Sie mehrfach mit den Fingerkanten kräftig vom Haaransatz im Nacken aus abwärts.

— Führen Sie mit den im Nacken aufgepreßten Fingerspitzen kleine Kreisbewegungen von oben nach unten aus.

— Kneten Sie die Schultern bis zum Nacken durch.

— Streichen Sie mehrmals mit den Fingerkanten die Arme von unten nach oben in Richtung Achselhöhle entlang, und walken Sie anschließend die Muskeln kräftig mit den Händen durch.

* Verspannungen im Bereich von Nacken und Schultern entstehen häufig auch durch falsche Schlafpositionen. Falls Sie auf dem Rücken schlafen, sollten Sie den Kopf nicht zu hoch lagern.

Abzuraten ist vom Schlafen auf dem Bauch, weil dadurch ein ständiger Druck auf die Nacken- und Schultermuskeln ausgeübt wird. Außerdem wird bei der in der Bauchlage erforderlichen Kopfwendung die Halsmuskulatur einseitig belastet.

Bei längeren Schreibarbeiten werden auch die Finger mächtig strapaziert. Ununterbrochene und andauernde einseitige Belastung bei der Arbeit am Computer führt bei immer mehr Menschen zu plötzlich auftretenden stechenden Schmerzen bei alltäglichen Bewegungen.

* Absolvieren Sie zwischendurch immer mal wieder ein paar Fingerübungen. Besonders wirkungsvoll gegen diese neue Computerkrankheit sind die Übungen 23, 24, 37 und 38.

29

6. Kopfdrehen

Im aufrechten Sitz – Hände ruhen auf den Oberschenkeln – den Kopf von einer Seite zur anderen drehen; dabei versuchen, auf den Rücken zu schauen.

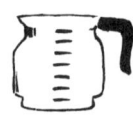

Dosierung

10 Wiederholungen

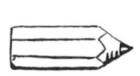

Hinweis

Bewegen Sie den Kopf ganz langsam. Üben Sie nicht bis zur Schmerzgrenze!

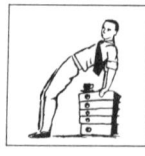

Wirkung

Lösen von Verspannungen im Nackenbereich; Dehnung der Kopfwender

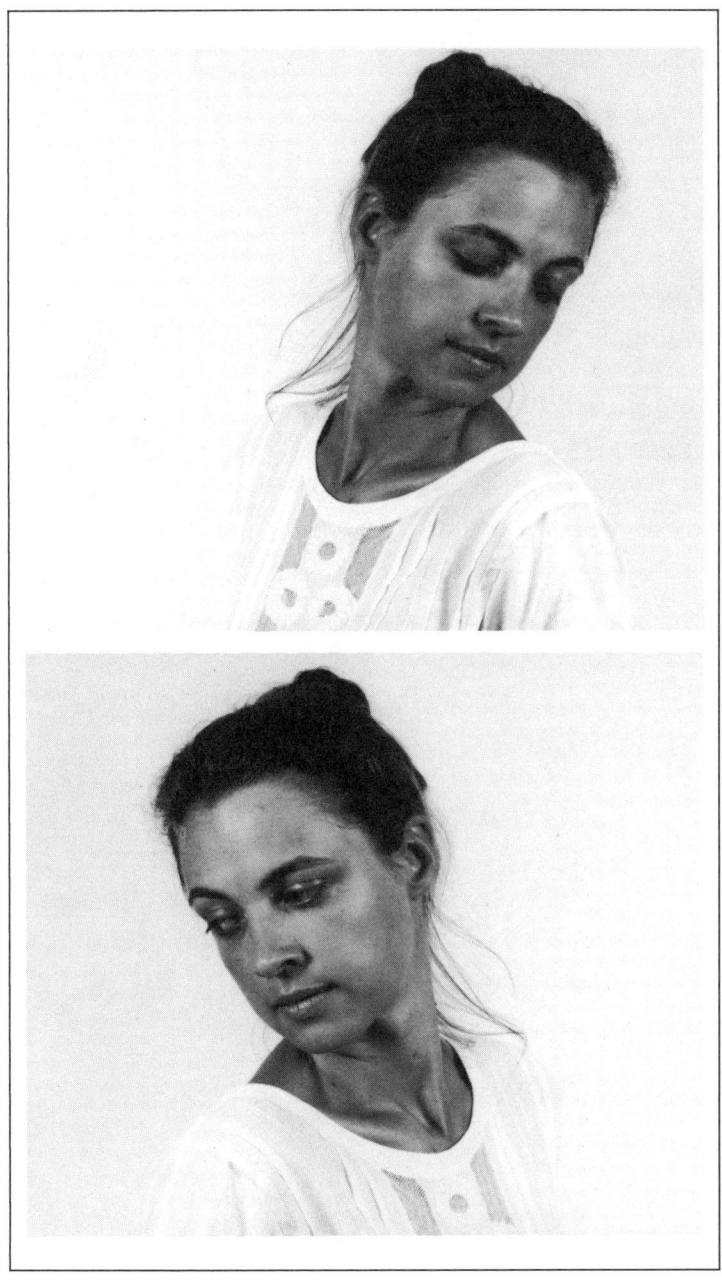

7. Kopfkippen

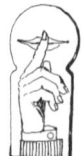

Im aufrechten Sitz den Kopf locker nach vorn kippen lassen, bis das Kinn das Brustbein berührt; etwa 15 Sekunden so verharren, bevor der Kopf wieder angehoben wird. Nun den Kopf nach rechts neigen und wieder 15 Sekunden verharren, bevor der Kopf wieder angehoben wird. Anschließend widergleiche Ausführung.

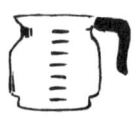

Dosierung

2 Durchgänge

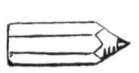

Hinweis

Den Kopf dürfen Sie nur so weit neigen, daß Sie noch keinerlei Schmerz empfinden.

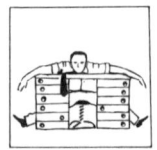

Wirkung

Dehnung der Nackenmuskeln; geistige Entspannung

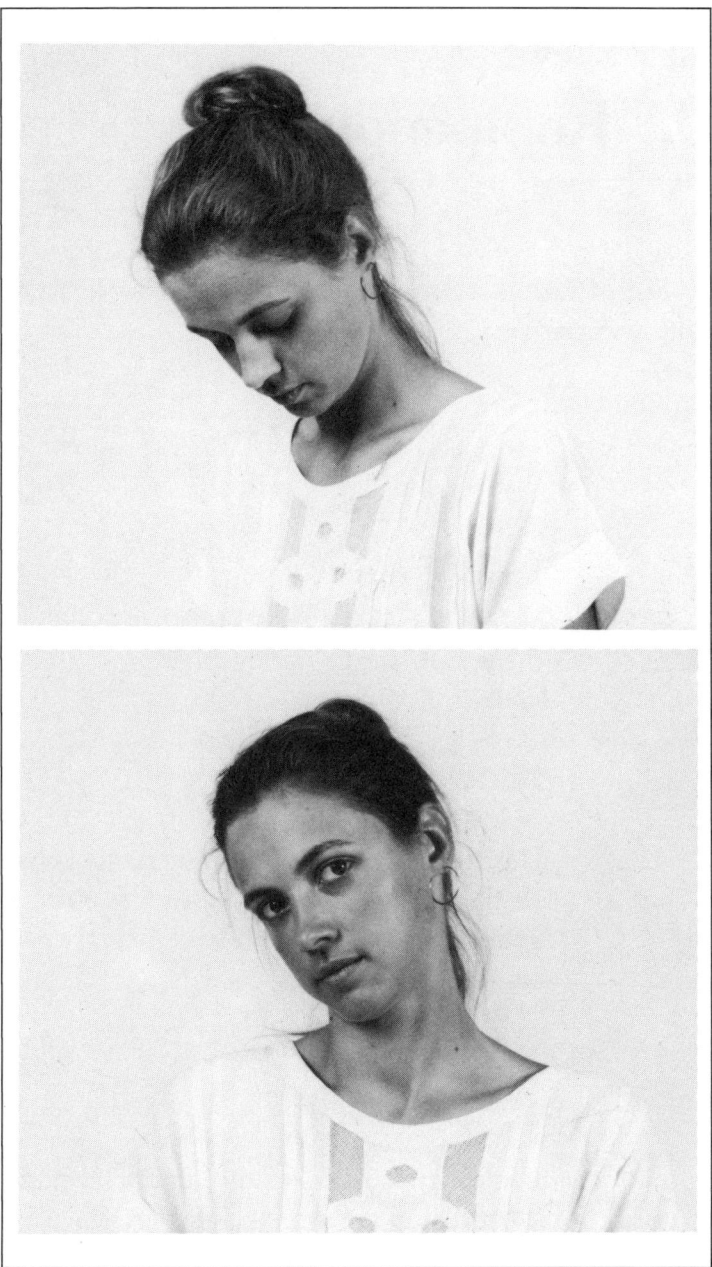

8. Kopfpendeln

Im aufrechten Sitz den vorgeneigten Kopf locker hin- und herpendeln.

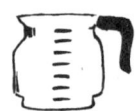

Dosierung

6 bis 8 Wiederholungen

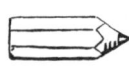

Hinweis

Das Kopfpendeln dürfen Sie nicht zu hastig ausführen, da sich sonst leicht Verspannungen einstellen bzw. wieder einstellen könnten.

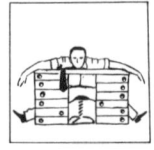

Wirkung

Umfassende Lockerung und Dehnung der Muskulatur im Nackenbereich

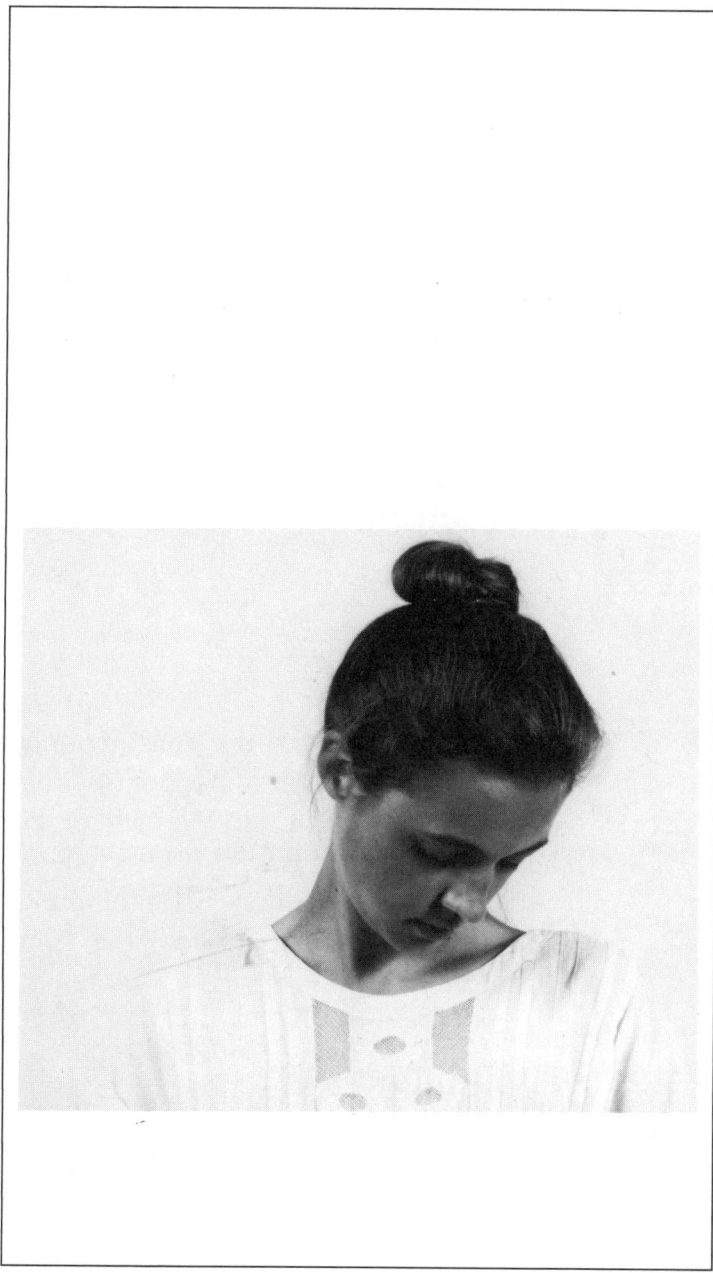

9. Kopfdrücken vorwärts

Im aufrechten Sitz die linke Hand an die Stirn legen und den Kopf fünf Sekunden dagegenpressen, fünf Sekunden völlig entspannen, bevor der Kopf gegen die rechte Hand gedrückt wird. Anschließend wieder fünf Sekunden völlig entspannt sitzen.

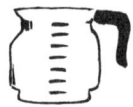

Dosierung

2 Durchgänge

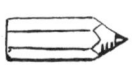

Hinweis

Halten Sie während der Anspannungs-phase nicht die Luft an, sondern atmen Sie locker weiter. Üben Sie nicht bis zur Schmerzgrenze. Lockern Sie nach dieser Übung den gesamten Schulterbereich durch kräftiges Ausschütteln der Arme und Schultern.

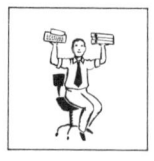

Wirkung

Kräftigen der Beugemuskeln des Halses durch starke Anspannung; Mobilisierung der Halswirbelsäule

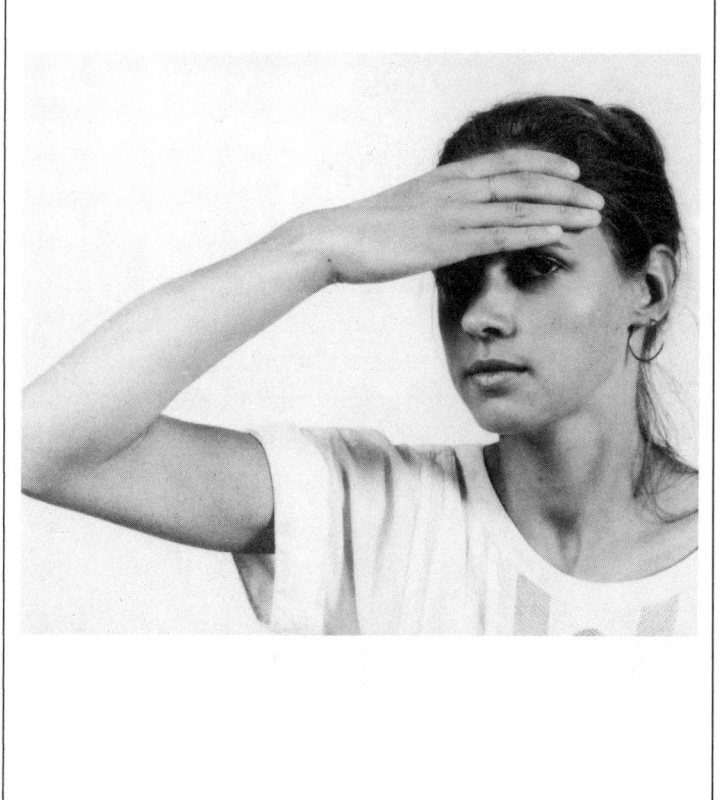

10. Kopfdrücken abwärts

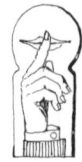

Im aufrechten Sitz die rechte Faust unters Kinn setzen und den Kopf ungefähr fünf Sekunden lang gegen die Faust pressen. Etwa fünf Sekunden völlig entspannen, bevor das Kinn gegen die linke Faust gedrückt wird. Anschließend wieder fünf Sekunden entspannen.

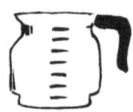

Dosierung

2 Durchgänge

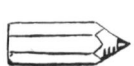

Hinweis

Atmen Sie auch beim Anspannen locker weiter. Üben Sie nicht bis zur Schmerzgrenze. Schütteln Sie nach dieser Übung Arme und Schultern kräftig aus

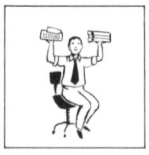

Wirkung

Kräftigung der Nackenmuskulatur und besonders der Halsbeuger; Mobilisierung der Halswirbelsäule

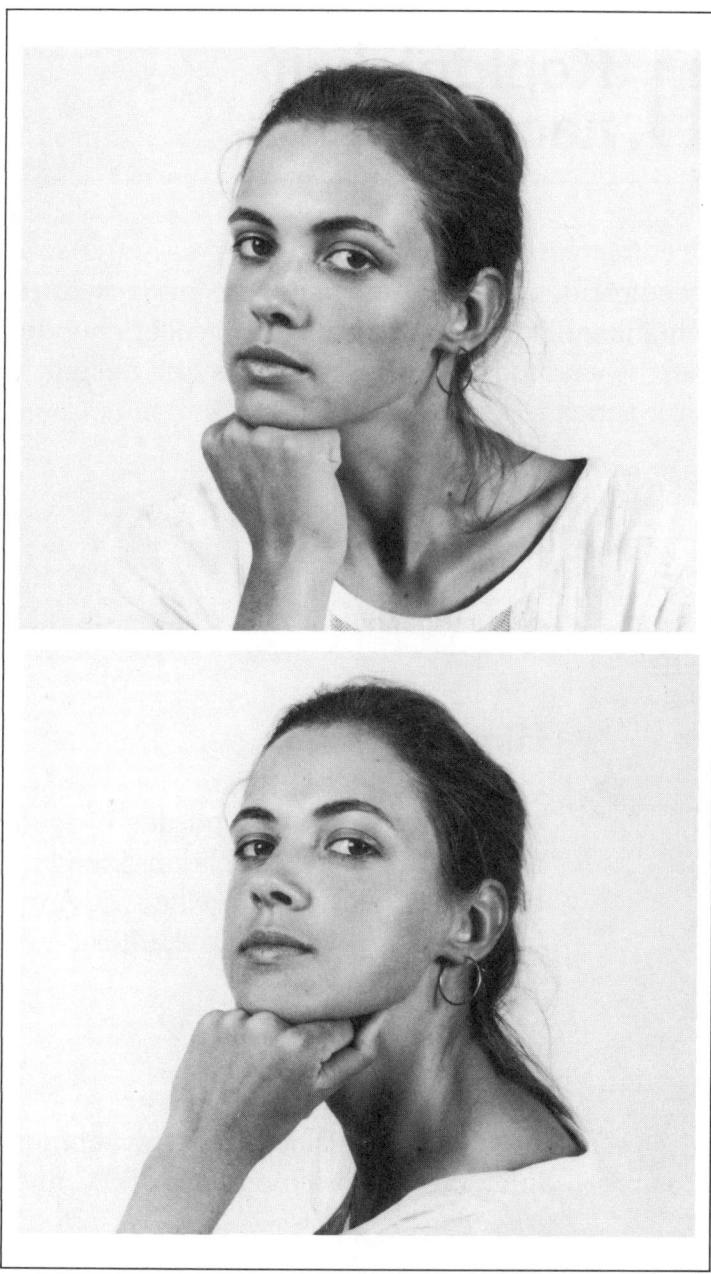

11. Kopfdrücken nach hinten

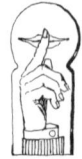

Im aufrechten Sitz den Kopf gegen die im Nacken verschränkten Hände pressen, ungefähr fünf Sekunden diese Spannung halten. Danach etwa fünf Sekunden entspannen.

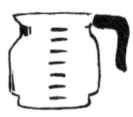

Dosierung

4 Durchgänge

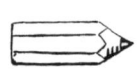

Hinweis

Atmen Sie auch während des Anspannens locker weiter. Nachdem Sie diese Übung beendet haben, sollten Sie Arme und Schultern kräftig ausschütteln.

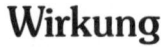

Wirkung

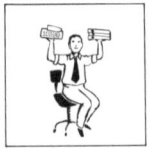

Kräftigung der Hals- bzw. Nackenmuskulatur; Mobilisierung der Halswirbelsäule

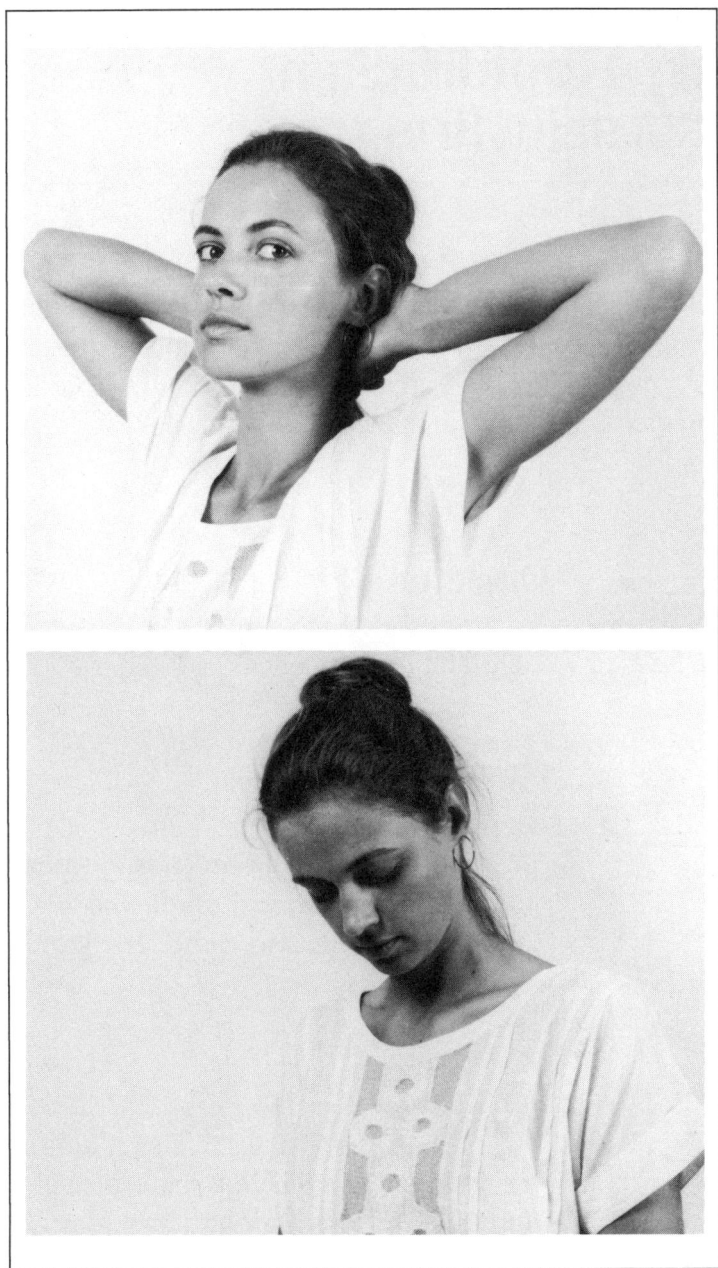

12. Kopfdrücken seitwärts

Im aufrechten Sitz den rechten Arm über den Kopf führen, die rechte Hand an die linke Wange legen (Finger zeigen nach unten); den Kopf fünf Sekunden lang gegen die Hand pressen und anschließend völlig entspannen. Danach Ausführung mit der anderen Hand.

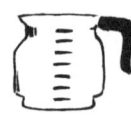

Dosierung

2 Durchgänge

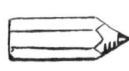

Hinweis

Atmen Sie auch während des Anspannens locker weiter. Schütteln Sie nach der Übung Arme und Schultern kräftig aus.

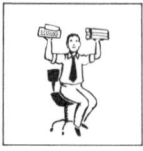

Wirkung

Kräftigung der seitlichen Halsmuskeln; Mobilisierung der Halswirbelsäule

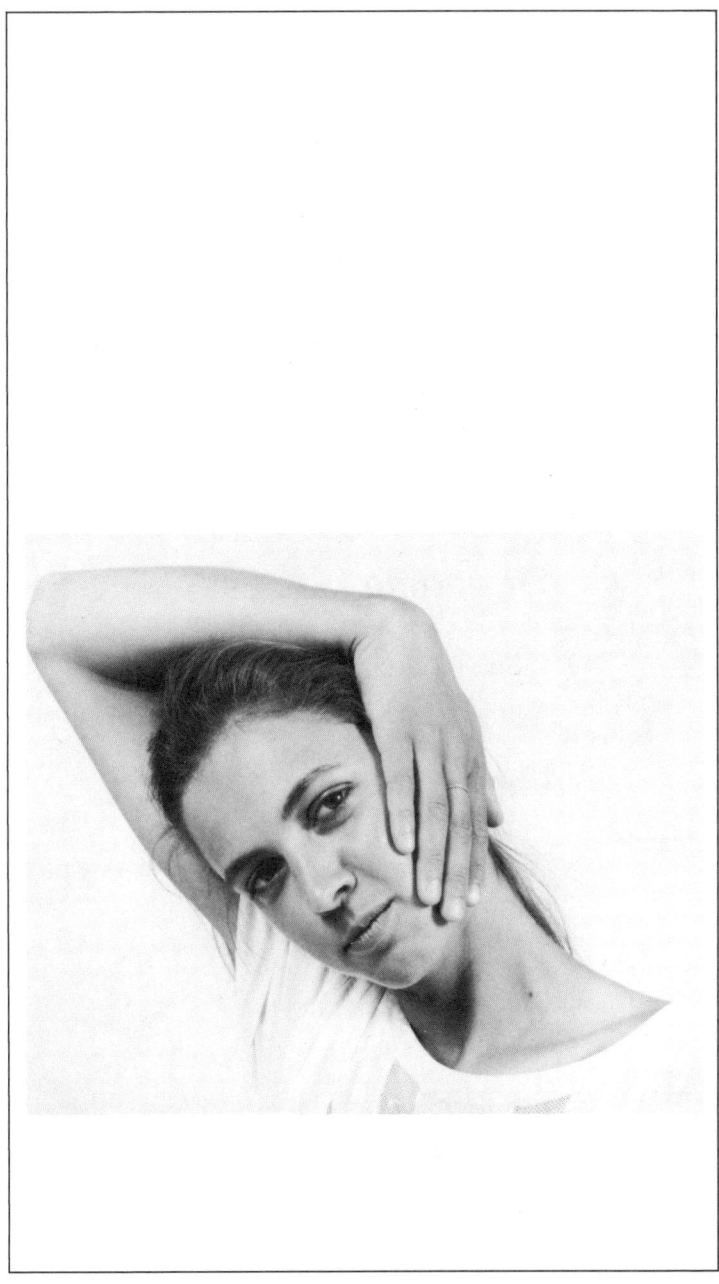

13. Löwe

Aus dem entspannten Sitz heraus – Hände ruhen auf den Oberschenkeln – Kopf und Oberkörper mit aller Kraft nach vorn strecken. Auch die Hände dabei anspannen, die Finger spreizen, den Mund und die Augen weit aufreißen, die Zunge herausstrecken und nach oben blicken. 20 Sekunden angespannt in dieser Position verharren.

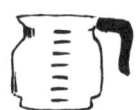

Dosierung

2 bis 3 Durchgänge

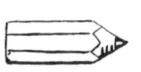

Hinweis

Atmen Sie auch während der Anspannungsphase normal weiter.

Wirkung

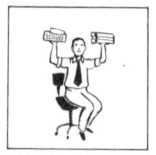

Kräftigung von Hals- und Gesichtsmuskeln; Glätten von Falten; Vertreiben der Müdigkeit; langfristig ein gutes Mittel gegen Doppelkinn

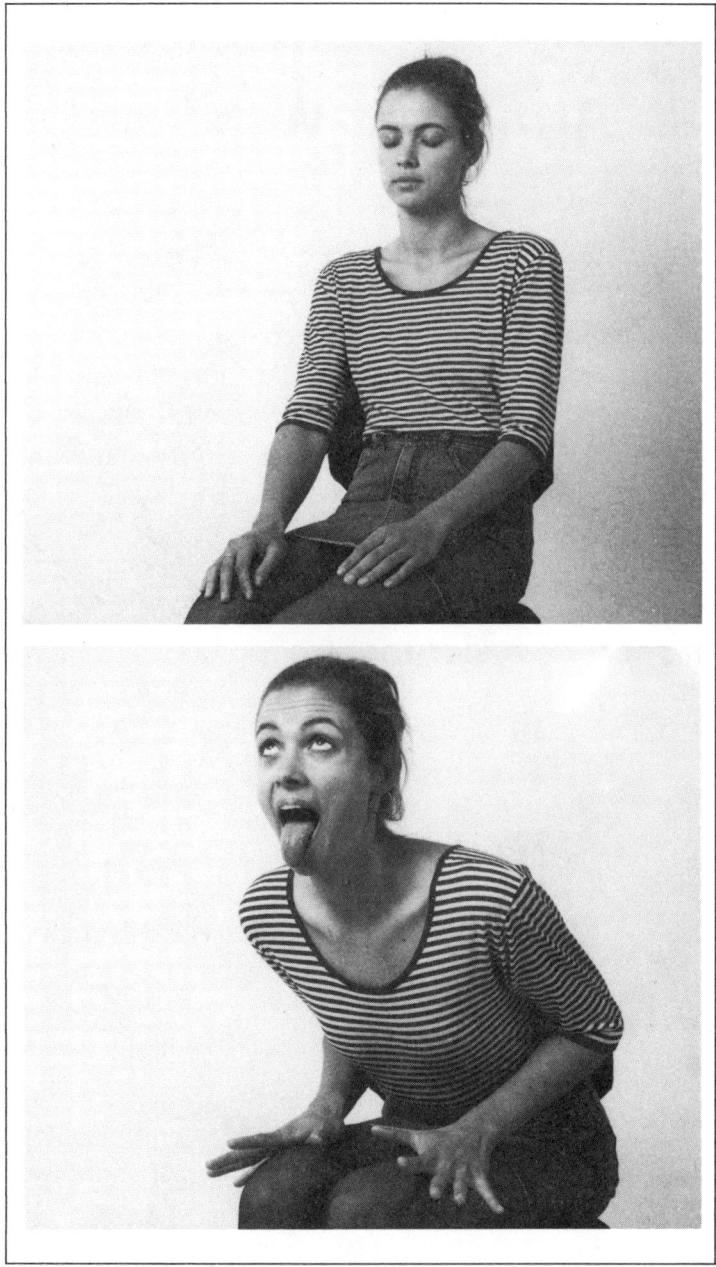

14. Arm-Kopf-Wenden

Beide Arme befinden sich in Seithalte, die Handfläche der linken Hand zeigt nach oben und die der rechten nach unten, der Kopf ist nach links gewandt. Die gestreckten Arme so wenden, daß nun die Handfläche der rechten Hand nach oben und die der linken nach unten weist. Gleichzeitig den Kopf nach rechts wenden.

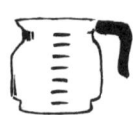

Dosierung

10 bis 15 Wiederholungen

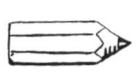

Hinweis

Üben Sie zügig, aber keinesfalls ruckartig.

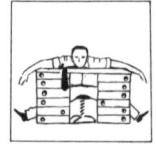

Wirkung

Umfassende Lockerung der Schulter- und Nackenmuskeln

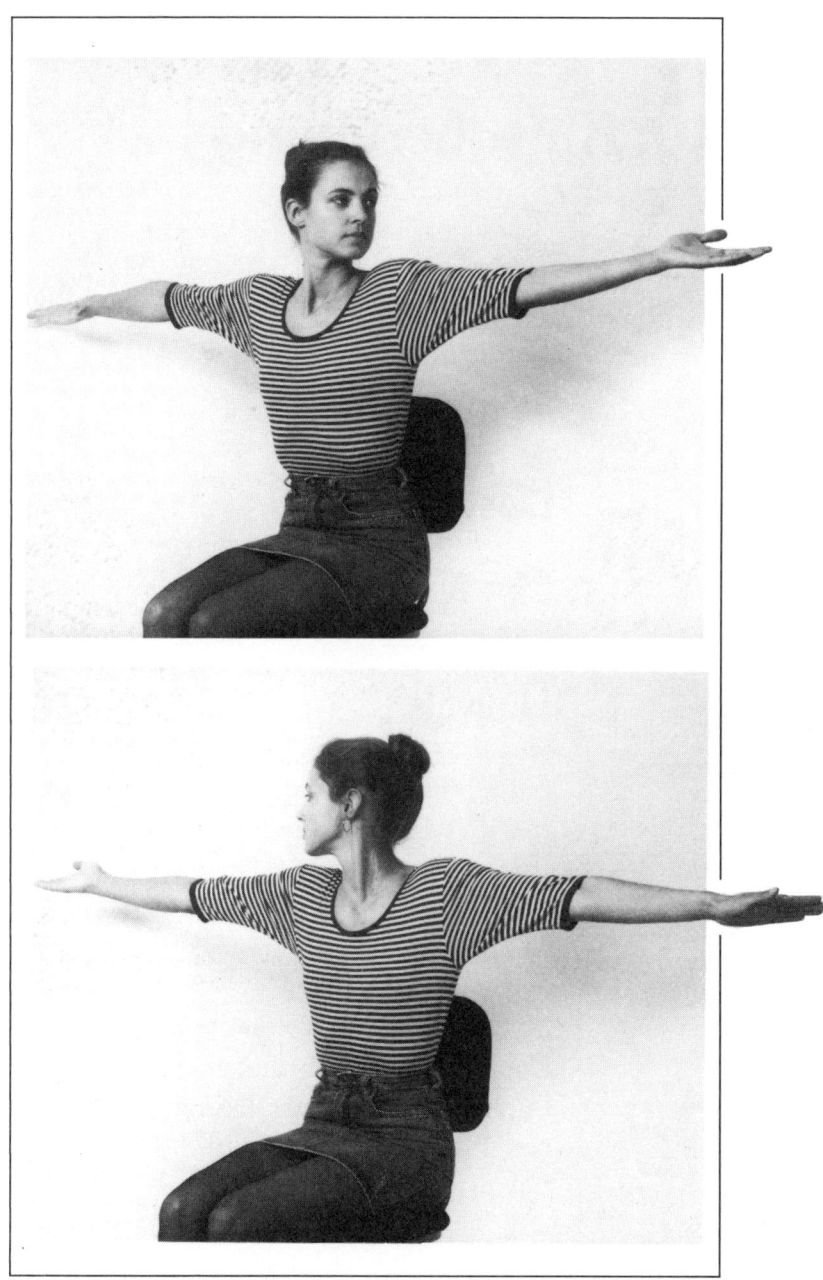

15. Kutscherübung

Im aufrechten Sitz die Arme überkreuz um den Oberkörper herumschlagen.

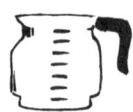

Dosierung

5 bis 10 Wiederholungen

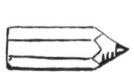

Hinweis

Schleudern Sie die Arme völlig locker um den Oberkörper.

Wirkung

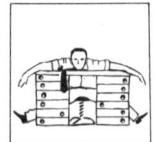

Mobilisierung der Schultergelenke und Lockerung der Muskeln in diesem Bereich; Anregung der Durchblutung des gesamten Oberkörpers und der Atemtätigkeit

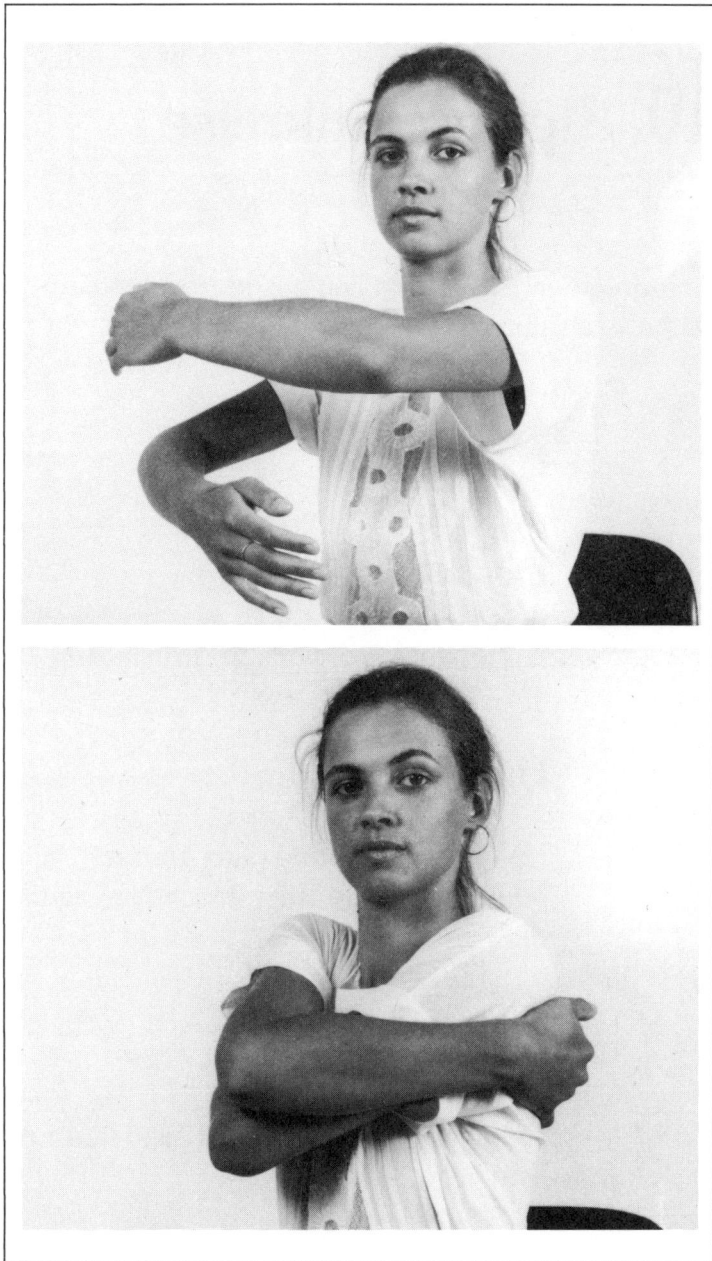

16. Kleine Armkreise

Im aufrechten Sitz mit seitlich ausgestreckten Armen kleine Kreise ausführen.

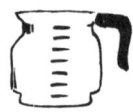

Dosierung

je 10 Kreise vorwärts und rückwärts

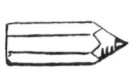

Hinweis

Halten Sie die Arme ganz gestreckt, und betonen Sie die Rück-Hoch-Bewegung der Arme.

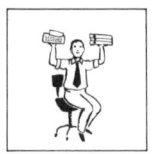

Wirkung

Kräftigung von Arm- und Schultermuskeln

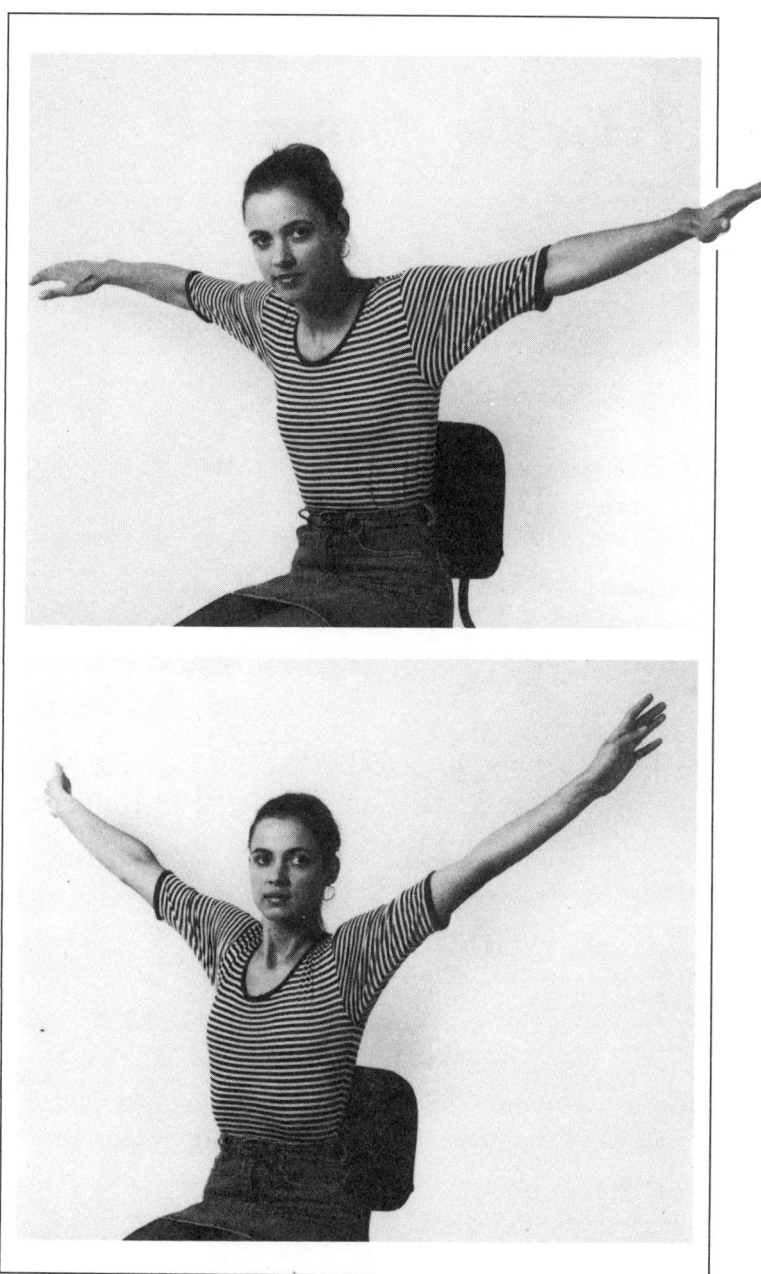

17. Große Armkreise

Große Armkreise seitlich neben dem Körper ausführen; bei jeder Abwärtsbewegung der Arme den Oberkörper locker nach vorn fallen lassen, bei jeder Aufwärtsbewegung den Oberkörper aufrichten.

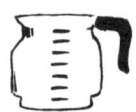

Dosierung

6 bis 8 Kreise

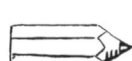

Hinweis

Führen Sie betont große, langsame Kreise aus, atmen Sie beim Aufrichten ein und beim Vorbeugen aus.

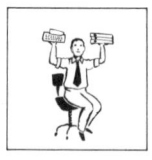

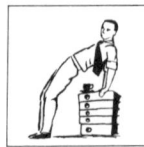

Wirkung

Dehnung und Kräftigung der Muskeln im Schulter- und Brustbereich; Mobilisierung der Schultergelenke und des gesamten Rückenbereiches; eine ideale Übung gegen Rundrücken und Hohlkreuz

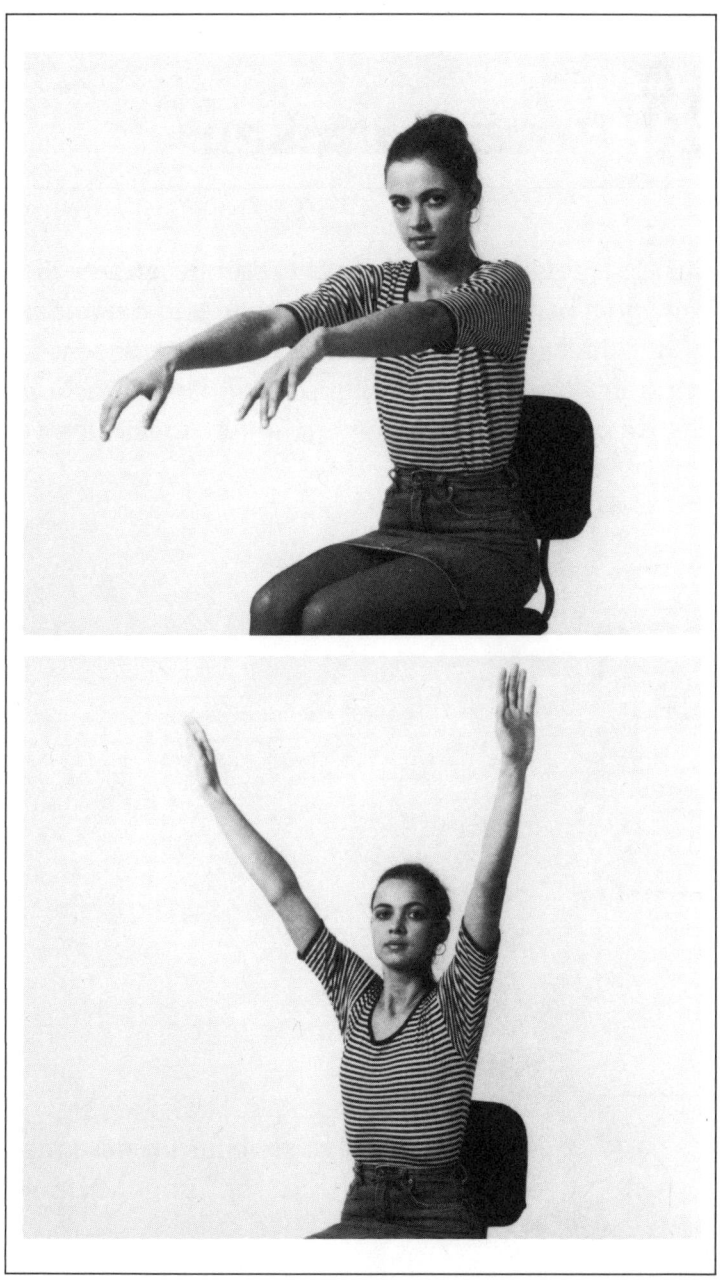

18. Armschwenken

Die Arme aus der Hochhalte entgegengesetzt abwärts bewegen, bis sich ein Arm in Vorhalte und der andere in Rückhalte befindet. Nach dem Zurückführen der Arme in die Ausgangsstellung ohne Unterbrechung des Bewegungsflusses entgegengesetzt weiterbewegen.

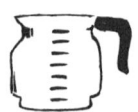

Dosierung

10mal hin und her

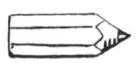

Hinweis

Schwenken Sie die Arme völlig gestreckt und zügig.

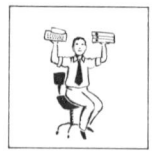

Wirkung

Kräftigung der Muskulatur im gesamten Schulterbereich; Lösen von Verspannungen

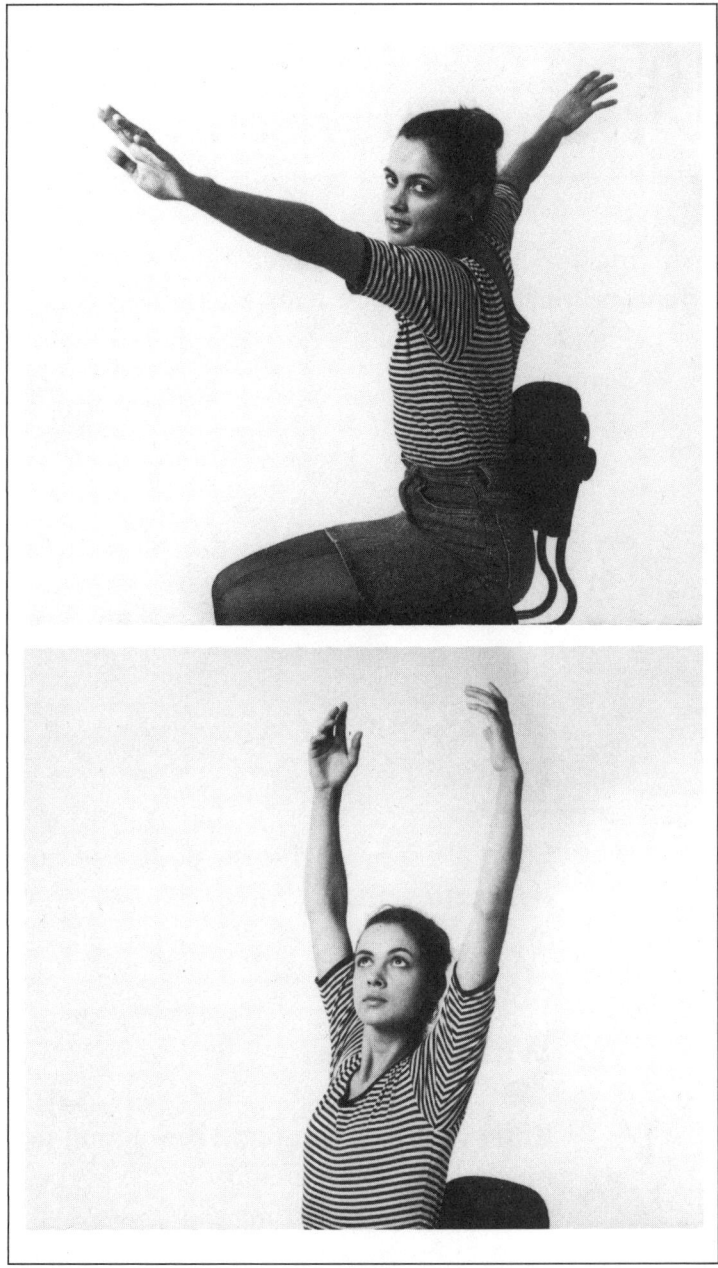

19. Schulterkreisen

Im aufrechten Sitz die Fingerspitzen auf die Schultern legen und mit den Ellbogen Kreise beschreiben.

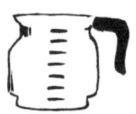

Dosierung

je 5 Vorwärts- und Rückwärtskreise

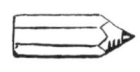

Hinweis

Führen Sie möglichst große Kreise aus, das verbessert die Wirkung.

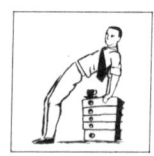

Wirkung

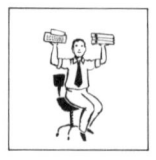

Komplexe Dehnung und Kräftigung der Muskulatur im Schulterbereich; Verbesserung der Schulterhaltung

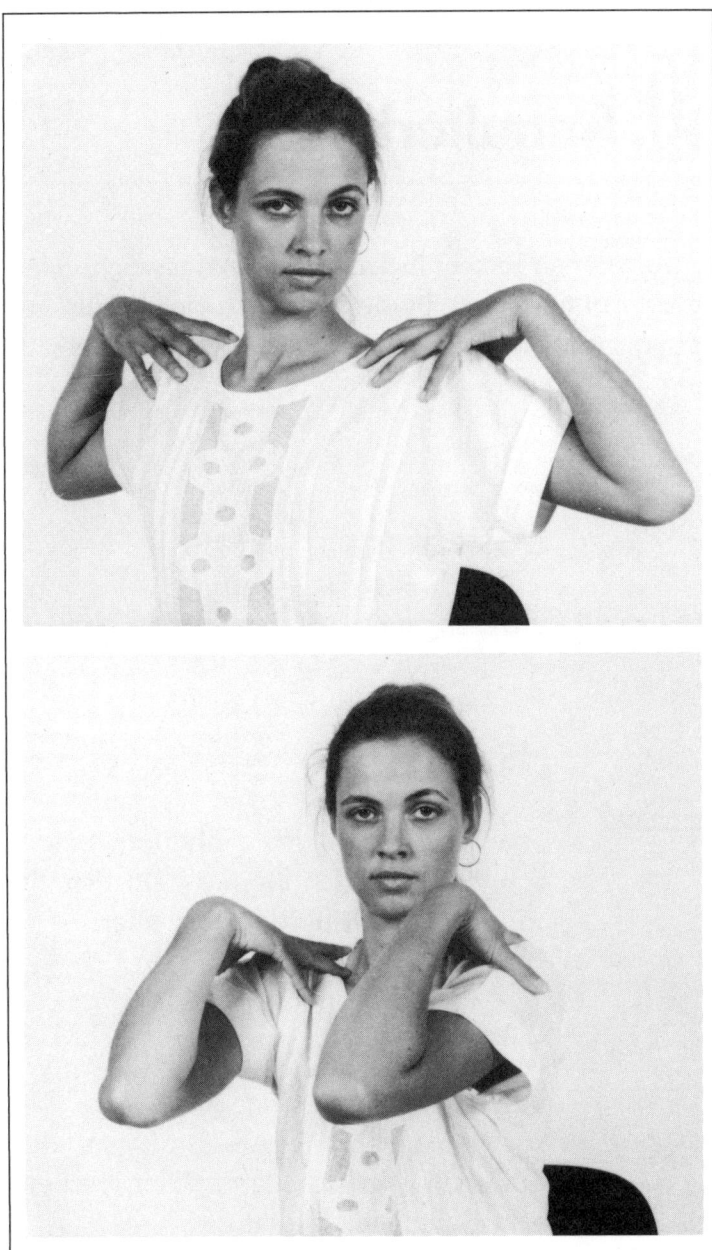

20. Schulterheben

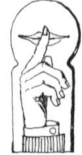

Im aufrechten Sitz die Schultern zehnmal wechselseitig anheben; danach beide Schultern gleichzeitig anheben, zwei Sekunden halten und anschließend senken.

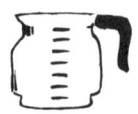

Dosierung

6 Durchgänge

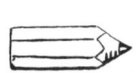

Hinweis

Spannen Sie beim Anheben beider Schultern die Schultermuskeln bewußt an, atmen Sie aber locker weiter.

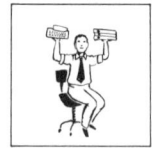

Wirkung

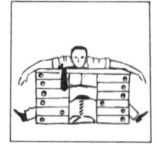

Kräftigung und Lockerung der Nacken- bzw. Schultermuskulatur

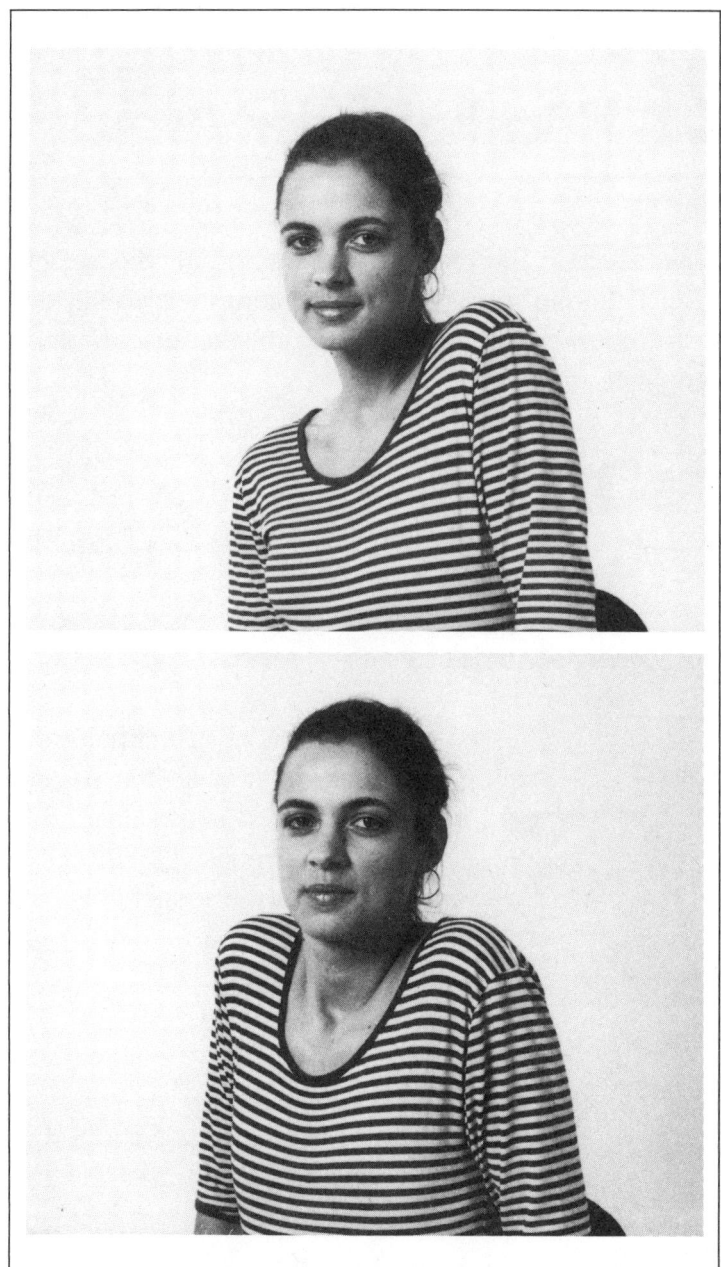

21. Rückhalte der Arme

Im aufrechten Sitz die Arme gestreckt über die Seite in die Rückhalte führen und fünf Sekunden so verharren, bevor die Rückbewegung in die Ausgangsstellung erfolgt.

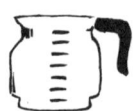

Dosierung

4 Durchgänge

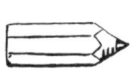

Hinweis

Pressen Sie während der Rückhalte der Arme die Schulterblätter kräftig zusammen, allerdings nur so stark, daß noch kein Schmerz zu spüren ist. Halten Sie in der Phase der Anspannung nicht die Luft an.

Wirkung

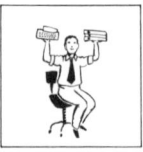

Kräftigen der Muskeln im Schulterbereich; eine ideale Übung gegen Rundrücken

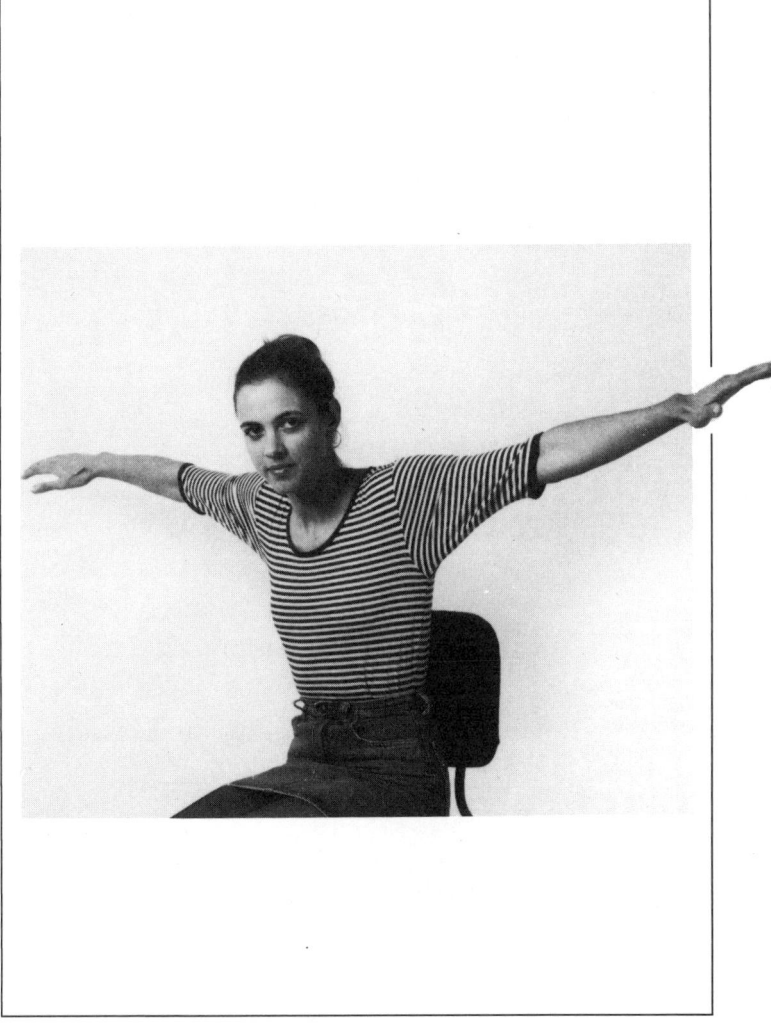

22. Armbeugen

Die seitgehaltenen Arme werden eingebeugt, bis die Fingerspitzen die Schultern berühren, und anschließend wieder gestreckt.

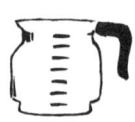

Dosierung

20 Wiederholungen

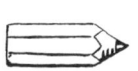

Hinweis

Üben Sie schnellkräftig, und lassen Sie die Arme nicht absinken.

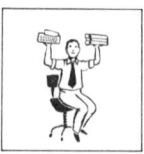

Wirkung

Kräftigung der Oberarmmuskeln

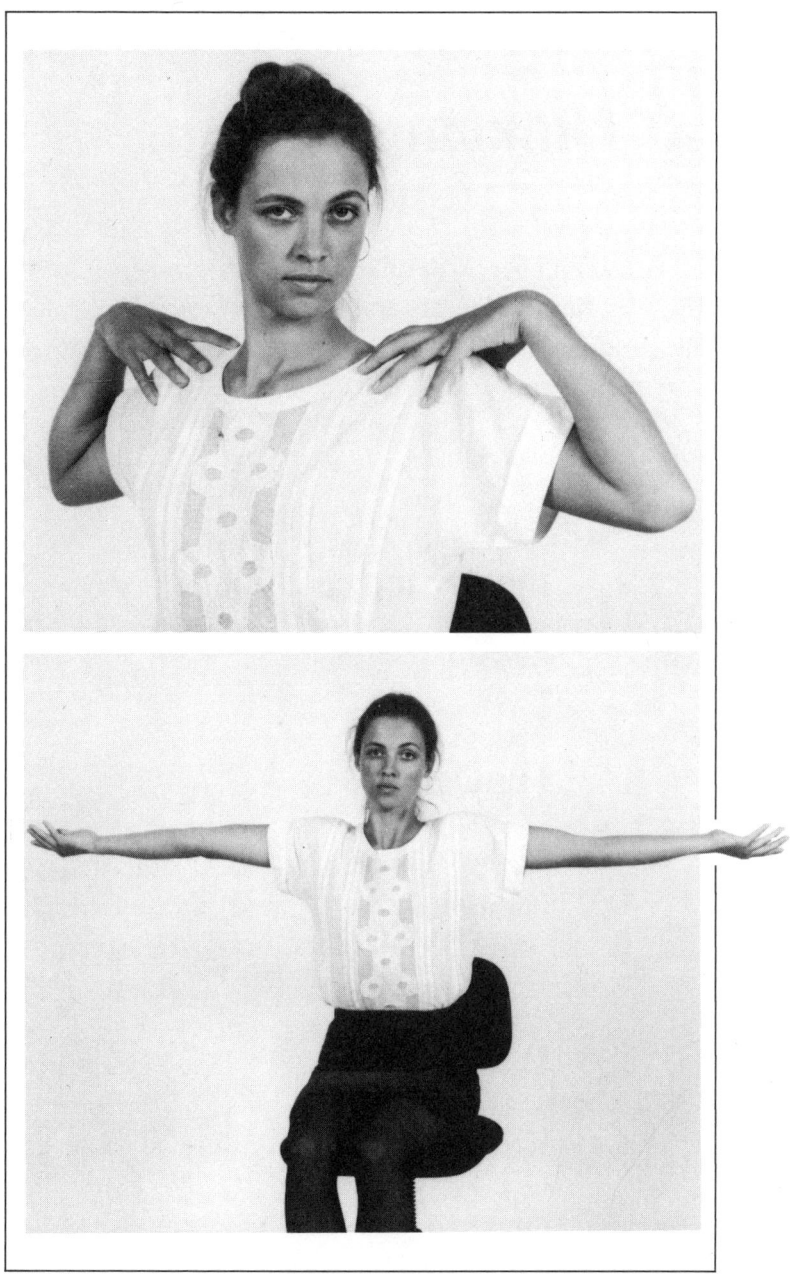

23. Umklammerung

Die Arme werden eng um den Oberkörper geschlungen, und für fünf Sekunden wird der Oberkörper derartig angespannt, als wolle man diese Umklammerung sprengen.

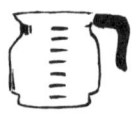

Dosierung

5 Durchgänge

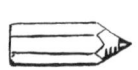

Hinweis

Atmen Sie auch während der Anspannungsphase weiter, und schütteln Sie die Arme nach dieser Übung kräftig aus.

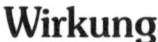

Wirkung

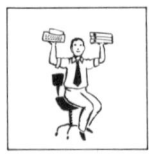

Komplexe Kräftigung im Bereich des Oberkörpers, Anregung der Durchblutung und Vertiefen der Atmung

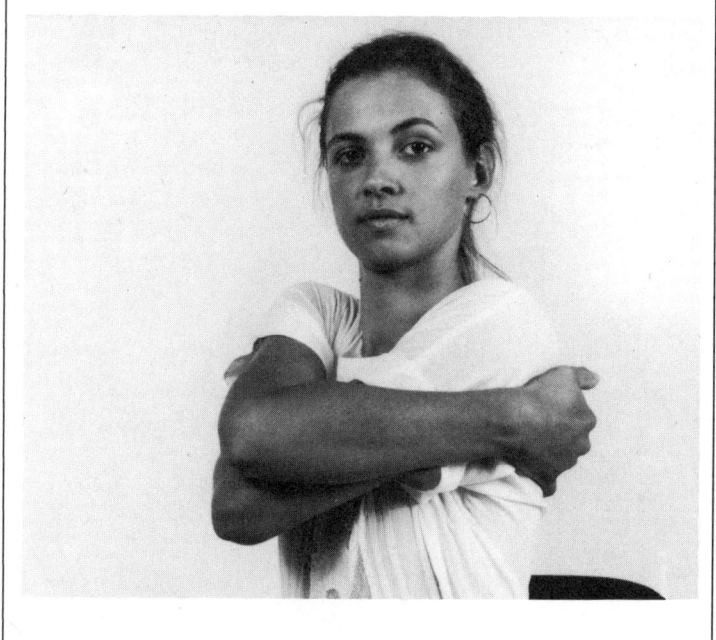

24. Hochgreifen

Die Hände greifen abwechselnd so weit wie möglich in die Höhe.

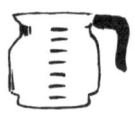

Dosierung

10 Wiederholungen

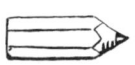

Hinweis

Achten Sie darauf, daß Sie ganz aufrecht sitzen. Lassen Sie aber den Kopf beim Hochgreifen nicht in den Nacken fallen.

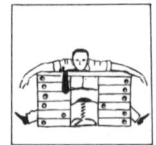

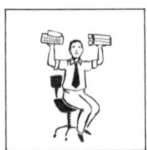

Wirkung

Aktivierung der Hand-, Arm- und Schultermuskulatur; Lösen von Verspannungen; Verbesserung der Körperhaltung

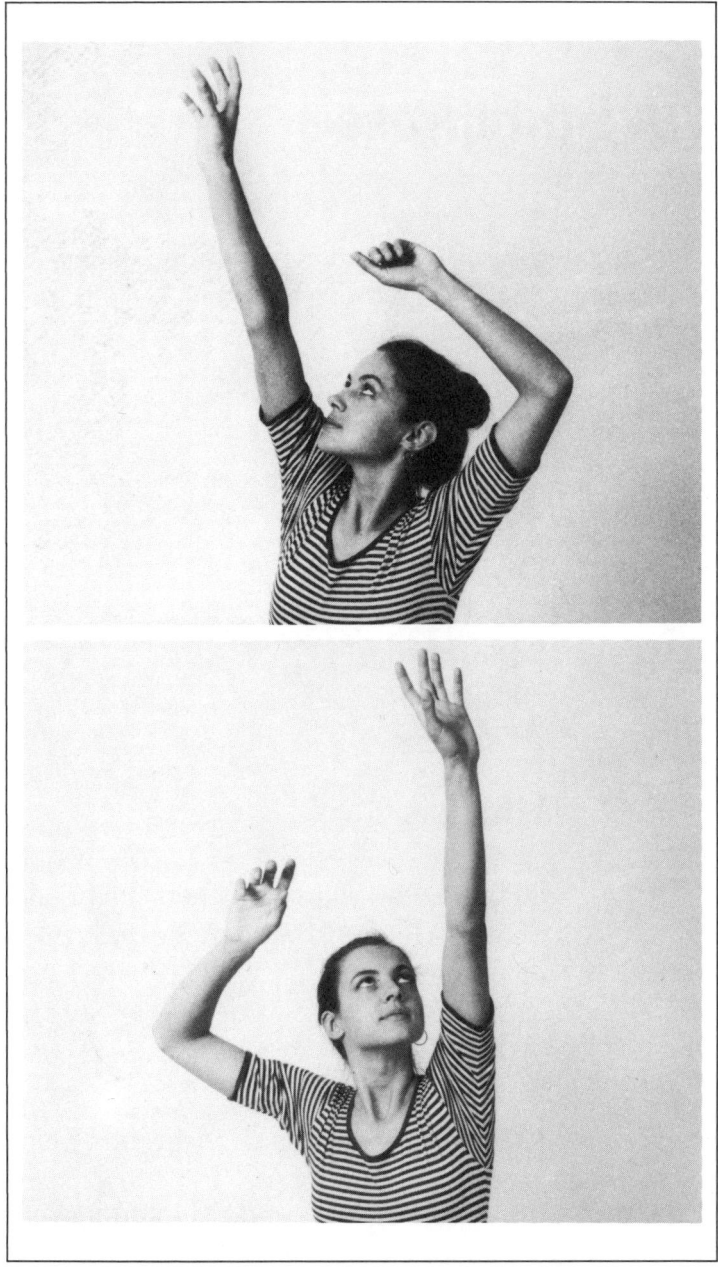

25. Stuhlpresse

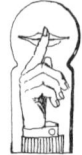

Im aufrechten Sitz die Handflächen kräftig gegen die Sitzfläche pressen. Nach fünf Sekunden Anspannung die Arme ausschütteln.

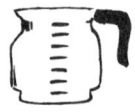

Dosierung

4 Durchgänge

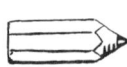

Hinweis

Heben Sie beim Drücken nicht die Schultern an, und beugen Sie diese auch nicht nach vorn.

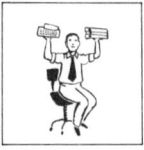

Wirkung

Kräftigen der Arm- und Schultermuskeln

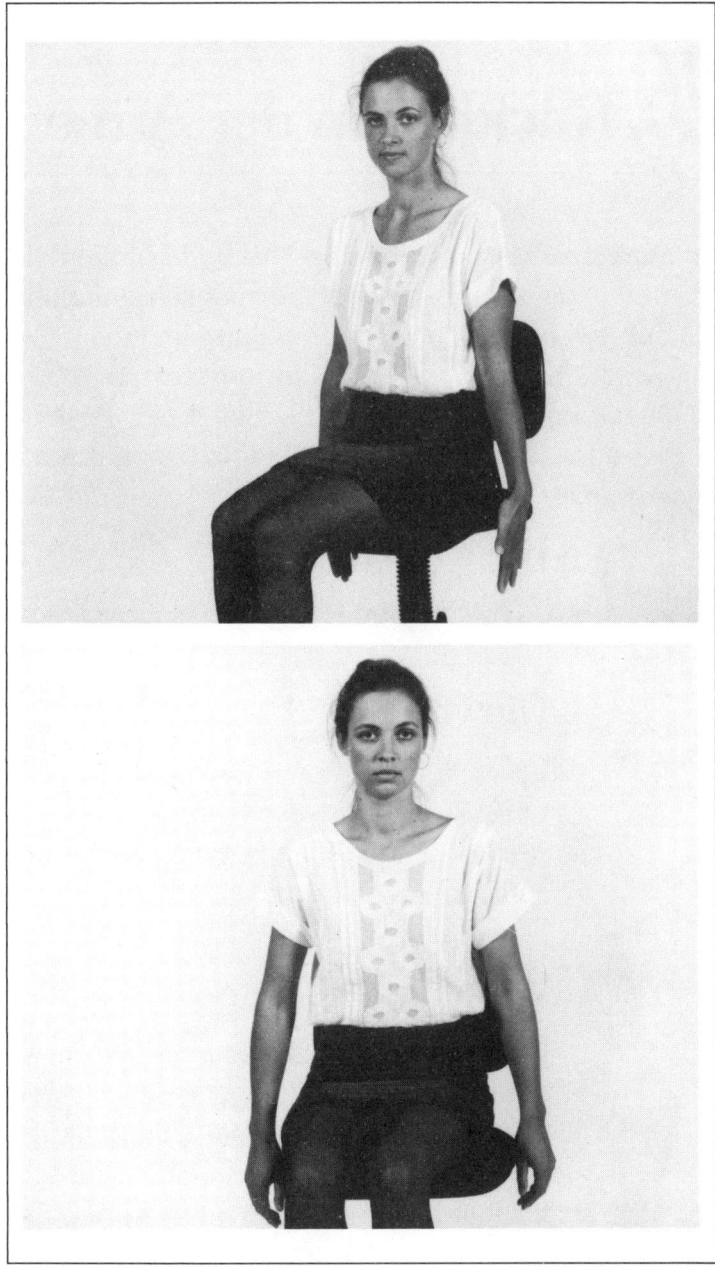

26. Rückheben der Arme

Im aufrechten Sitz – Hände im Flechtgriff hinter dem Körper – die Arme so weit wie möglich anheben. Nach Erreichen der höchsten Stellung den Oberkörper langsam nach vorn beugen und auf die Oberschenkel legen. Einige Sekunden in dieser Position verharren, anschließend wieder aufrichten und Arme ausschütteln.

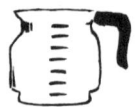

Dosierung

6 Durchgänge

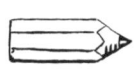

Hinweis

Versuchen Sie, nach dem Ablegen des Oberkörpers auf die Oberschenkel die Arme noch ein kleines Stück weiter anzuheben.

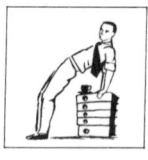

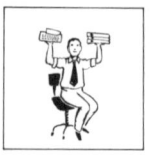

Wirkung

Dehnung der Muskulatur im vorderen Schulterbereich; Kräftigung der Nackenmuskulatur – eine ideale Übung gegen Rundrücken; Mobilisierung der Muskeln im Lendenbereich

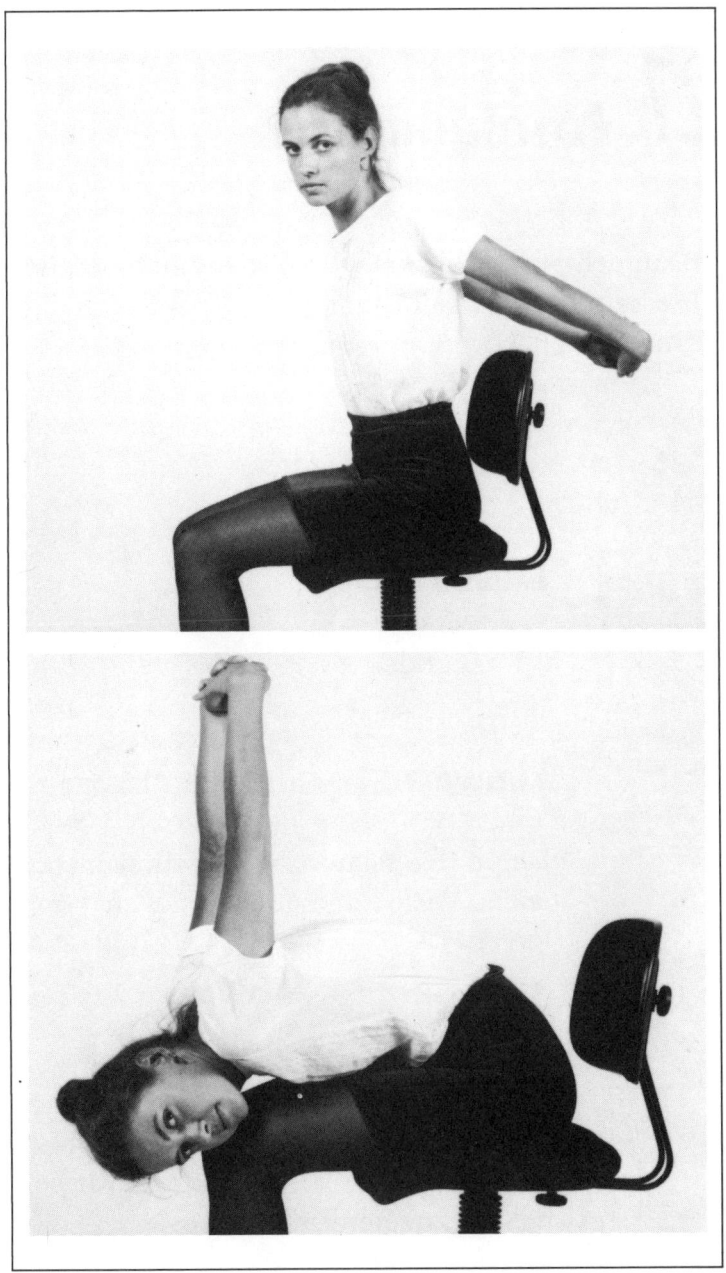

27. Armfedern

Im aufrechten Sitz die hochgehaltenen Arme – Hände über dem Kopf im Flechtgriff – weich nach hinten federn.

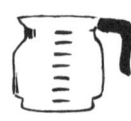

Dosierung

10 Sekunden lang

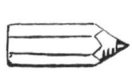

Hinweis

Federn Sie nicht ruckartig, da sich sonst leicht Verspannungen einstellen könnten.

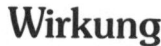

Wirkung

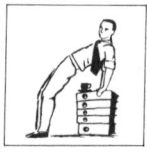

Mobilisierung von Schulter- und Nakkenmuskulatur; Verbessern der Körperhaltung; gegen Rundrücken

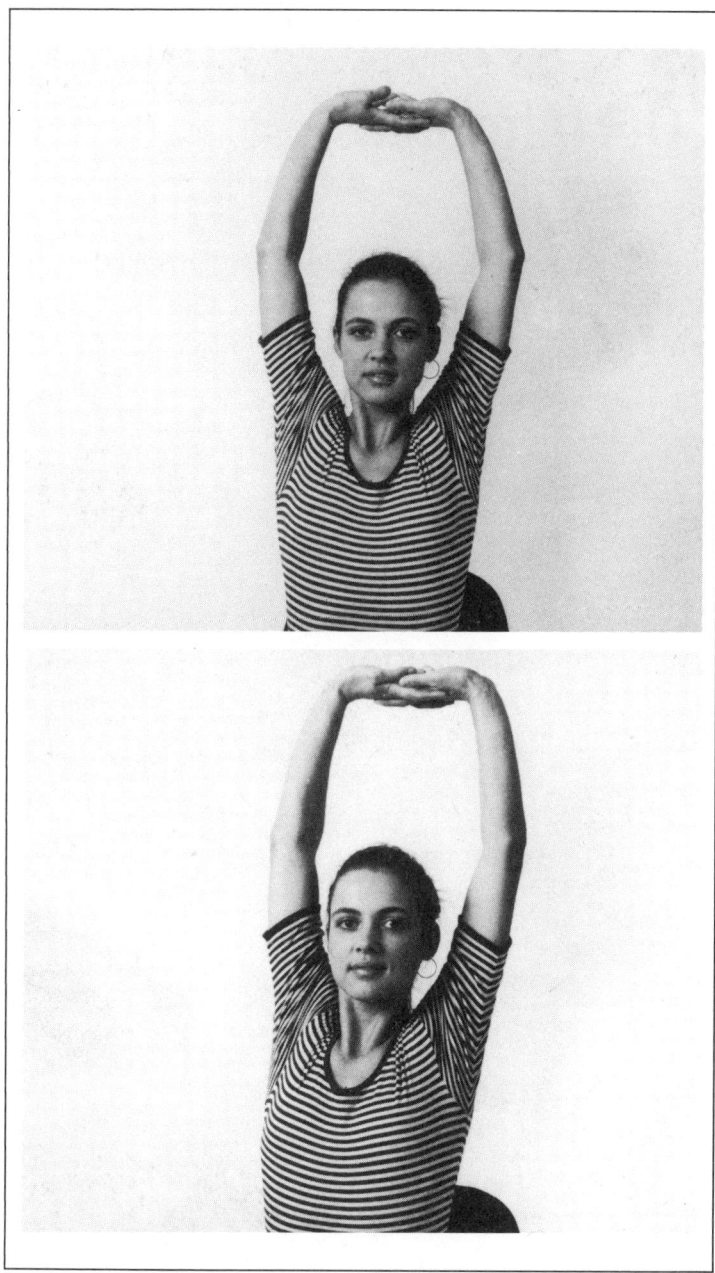

28. Handpresse

Im aufrechten Sitz die Hände vor der Brust kräftig gegeneinander pressen. Nach etwa fünf Sekunden Arme ausschütteln.

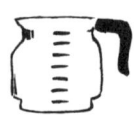

Dosierung

6 Durchgänge

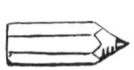

Hinweis

Halten Sie während des Handpressens die Ellbogen angehoben.

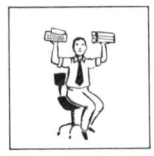

Wirkung

Kräftigung der Muskeln von Armen und Händen

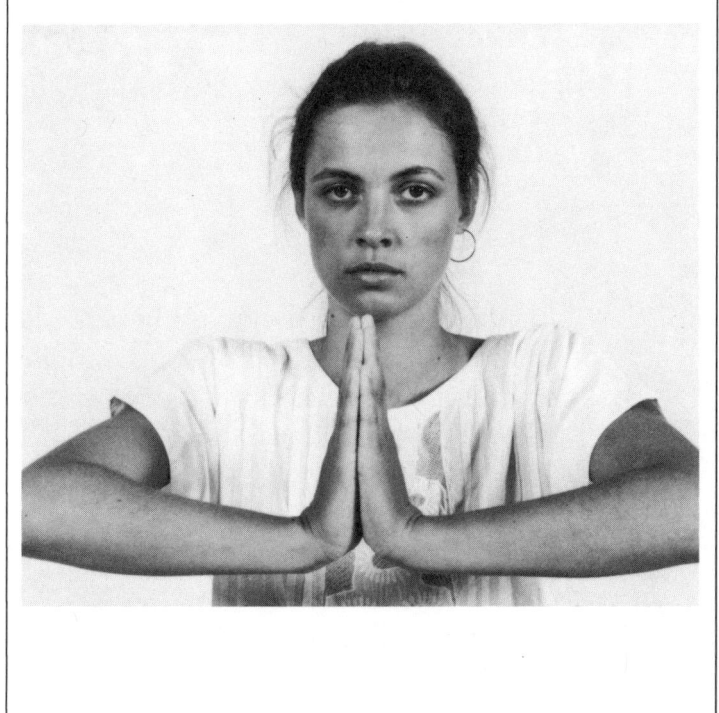

29. Sonnengruß

Im aufrechten Sitz die Hände vor der Brust kräftig ge-
geneinanderpressen, langsam die Hände bis über den
Kopf anheben und wieder bis in Brusthöhe senken.
Anschließend die Arme ausschütteln.

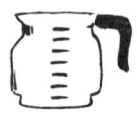

Dosierung

4 Durchgänge

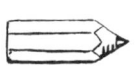

Hinweis

Vermindern Sie beim Anheben der
Hände nicht den Druck auf die Handflä-
chen. Atmen Sie während der gesamten
Übung völlig locker.

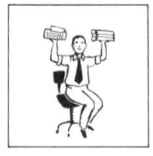

Wirkung

Komplexe Kräftigung im Bereich des
Oberkörpers; Vertiefung der Atmung

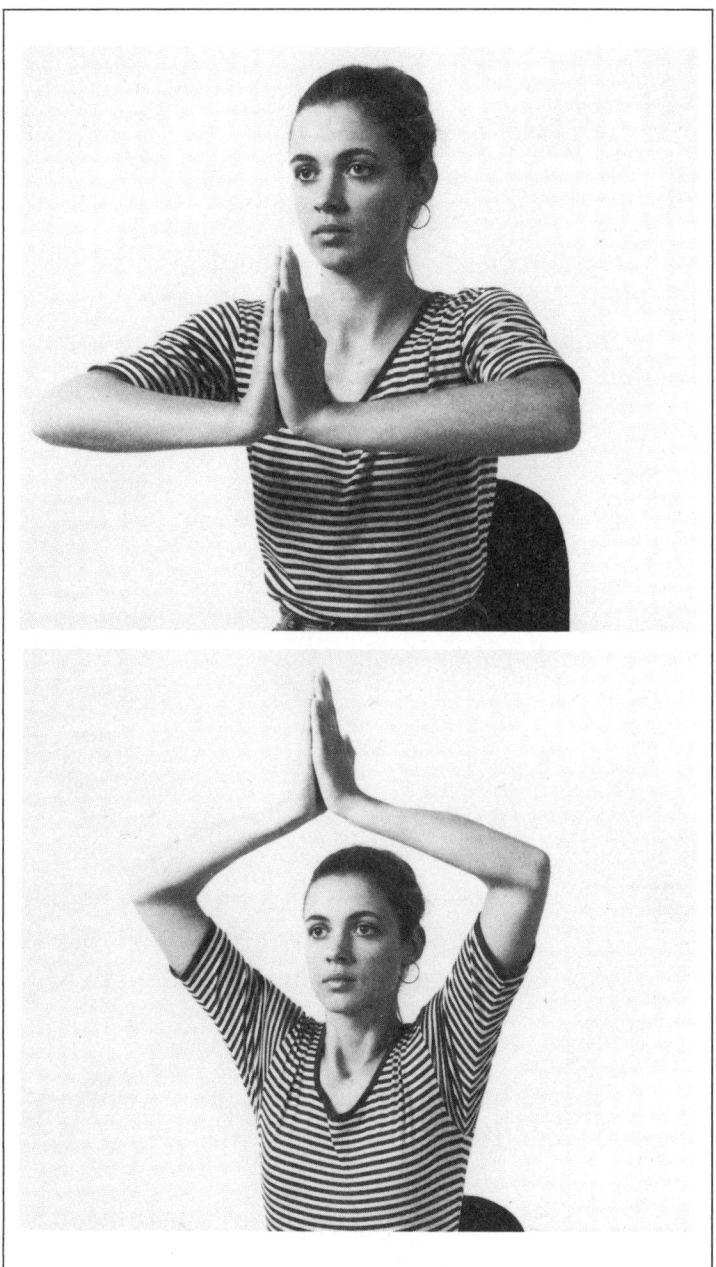

30. Kniepresse

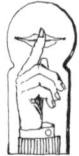

Im aufrechten Sitz die Knie kräftig gegen die innen anliegenden Hände drücken. Diese Anspannung fünf Sekunden halten, anschließend Arme und Beine ausschütteln.

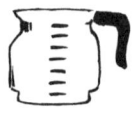

Dosierung

6 Durchgänge

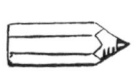

Hinweis

Trotz der hohen Anstrengung sollten Sie locker weiteratmen. Schütteln Sie die Arme nach der Übung kräftig aus.

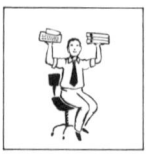

Wirkung

Kräftigung der Armmuskulatur

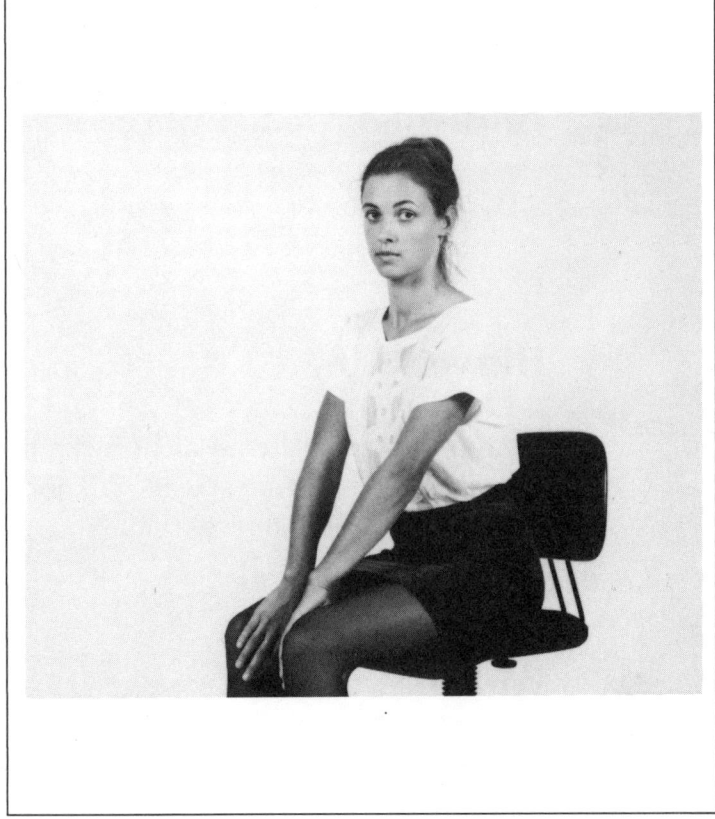

31. Armseitziehen

Die Hände im Klammergriff über dem Kopf; den linken Arm mit der rechten Hand so weit wie möglich nach rechts ziehen, anschließend widergleiches Üben.

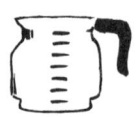

Dosierung

6 Durchgänge

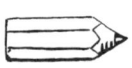

Hinweis

Führen Sie diese Übung nicht ruckartig aus, und ziehen Sie nur soweit, daß noch kein Schmerz auftritt.

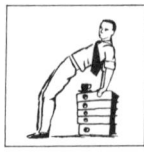

Wirkung

Dehnen der seitlichen Schultermuskeln

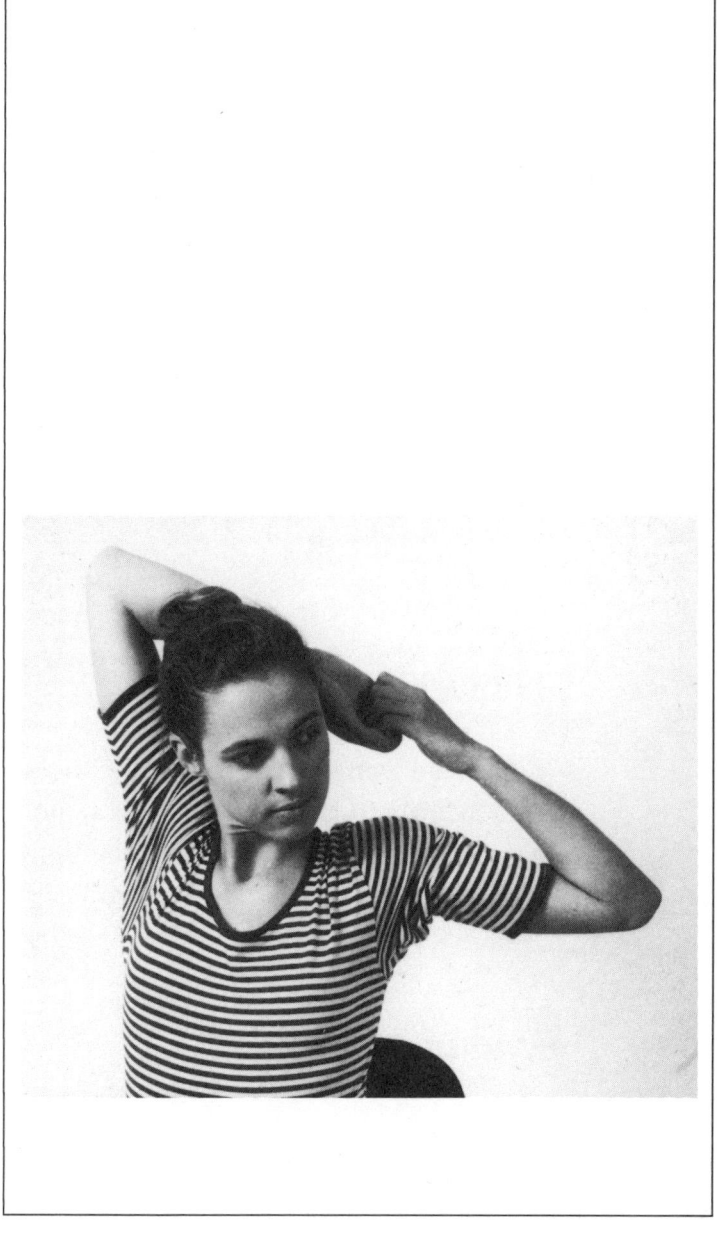

32. Boxen

Die geballten Hände im Wechsel kraftvoll nach vorn und anschließend zur Seite stoßen.

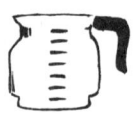

Dosierung

In jede Richtung 10mal

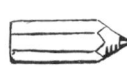

Hinweis

Legen Sie weniger Wert auf ein schnelles Absolvieren der Übung, um so mehr auf die Ausführung schnellkräftiger „Schläge".

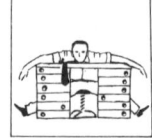

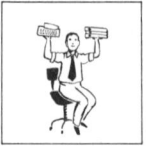

Wirkung

Lockerung im Arm-Schulter-Bereich; Mobilisierung der Muskulatur

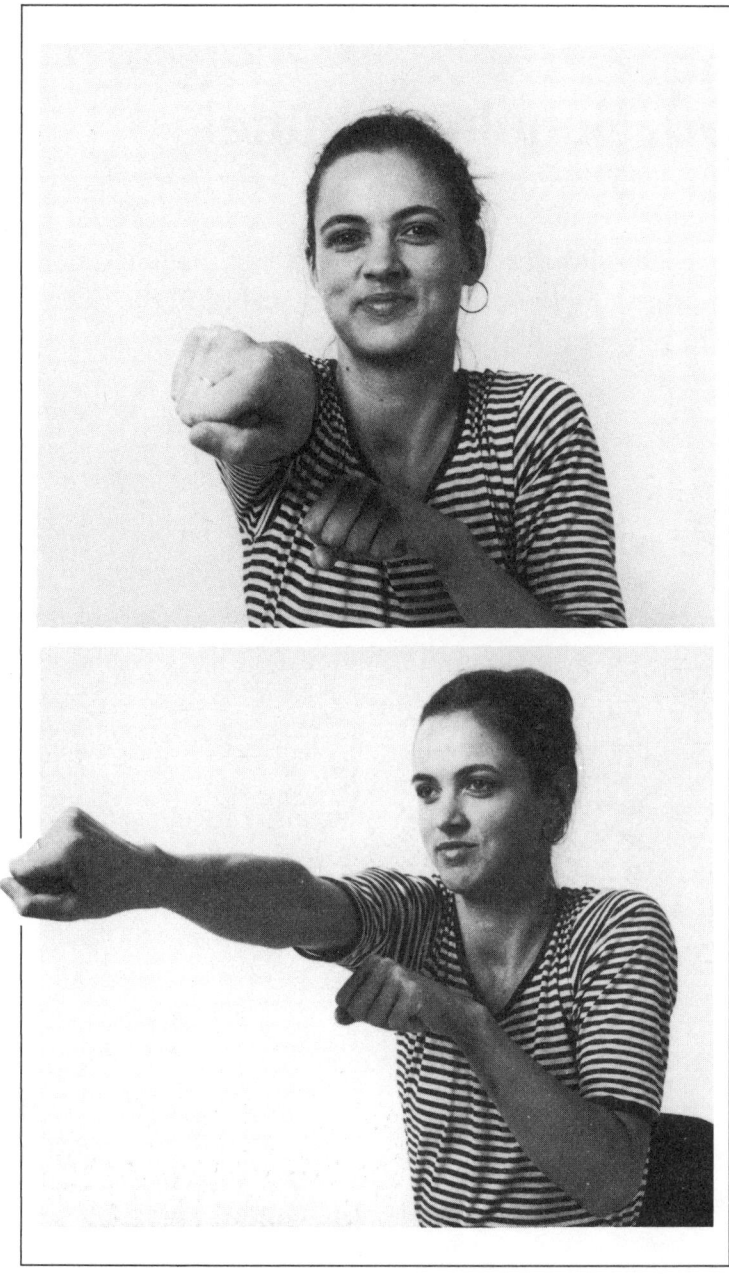

33. Schulterschütteln

Den Oberkörper entspannt nach vorn fallen lassen;
die Arme locker pendeln lassen, während die Schultern hin- und hergeschüttelt werden.

Dosierung

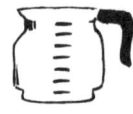

So lange üben, bis sich das Gefühl der
Entspannung eingestellt hat

Hinweis

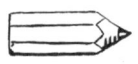

Versuchen Sie, während der Übung geistig völlig abzuschalten. Denken Sie, falls
Ihnen das nicht gelingt, an etwas besonders Schönes.

Wirkung

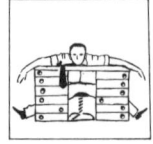

Lockerung der Schultermuskeln; Entspannung der Rückenmuskeln

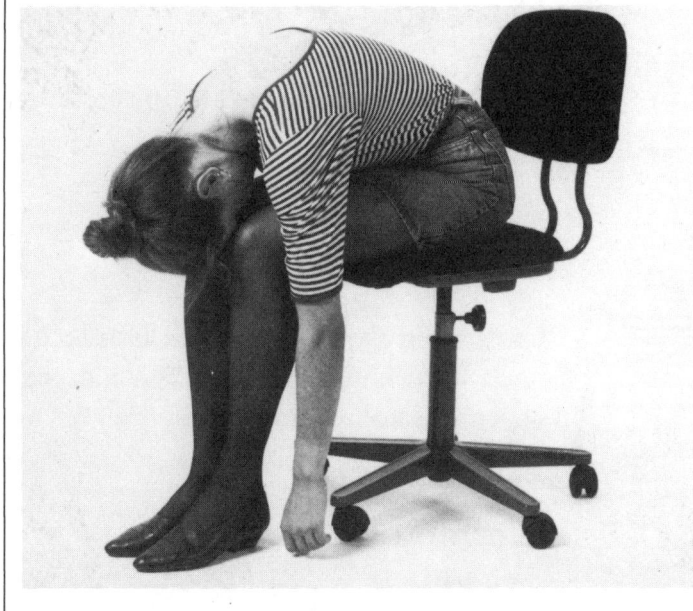

34. Auspendeln der Unterarme

Den Oberkörper leicht nach vorn neigen, die Arme in Seithalte, Kleinfingerseite nach oben. Die Unterarme nach unten fallen und auspendeln lassen – Oberarme bleiben waagerecht.

Dosierung

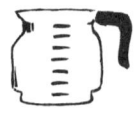

Mehrmals im Wechsel Armstreckung und Unterarmpendeln

Hinweis

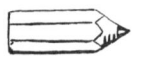

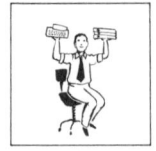

Lassen Sie den Kopf beim Üben locker nach vorn hängen. Versuchen Sie, sich psychisch völlig zu entspannen.

Wirkung

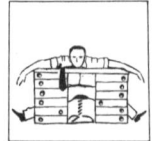

Lockerung der Unterarm- und Handmuskeln; Kräftigung der Schultermuskeln

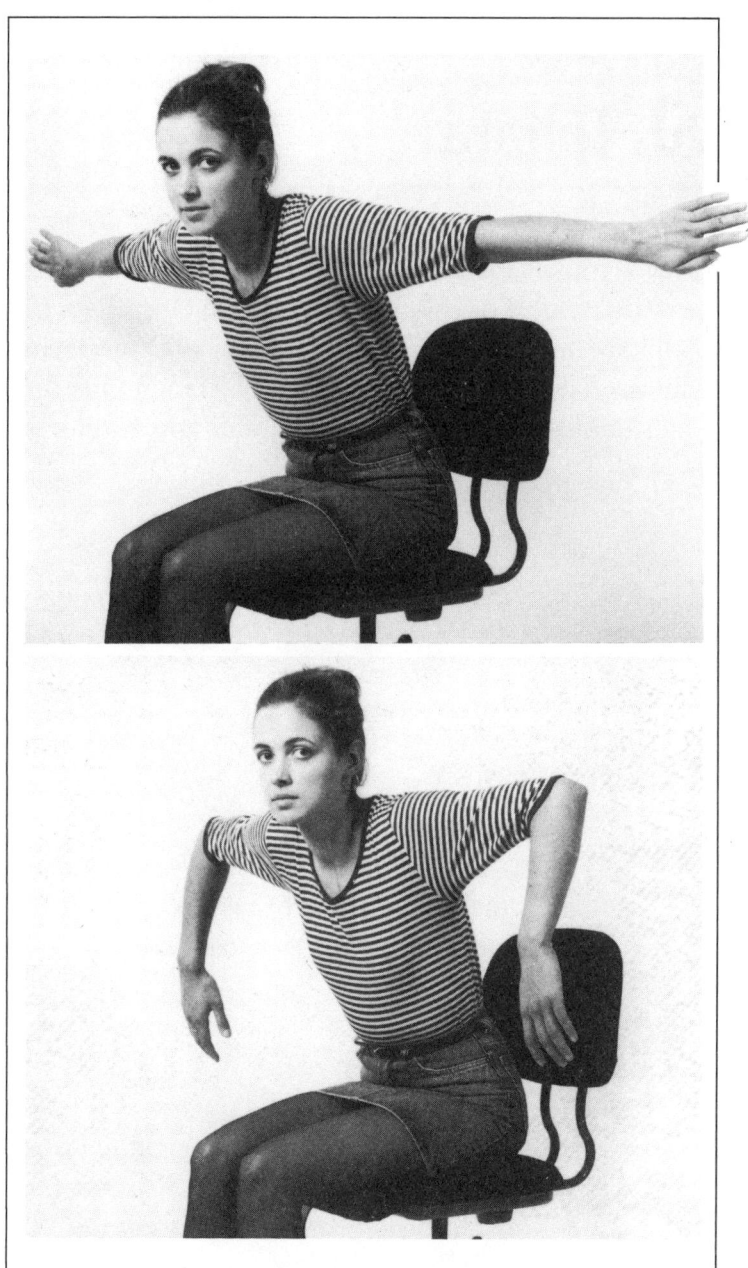

35. Talfahrt

Im Sitz mit ausgestreckten Beinen auf der Vorderkante des Stuhls die Hände neben dem Gesäß auf die Sitzfläche aufstützen; Gesäß anheben und möglichst dicht an die Fersen hinabsenken. Nach zwei bis drei Sekunden wieder in die Ausgangsstellung zurückbewegen.

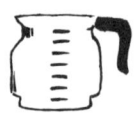

Dosierung

6 Durchgänge

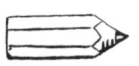

Hinweis

Überzeugen Sie sich vor Beginn von der Standfestigkeit Ihres Sitzmöbels.

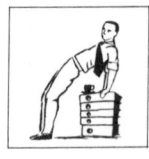

Wirkung

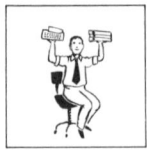

Dehnung/Kräftigung im Schulterbereich; Verbesserung der Körperspannung und damit der Körperhaltung

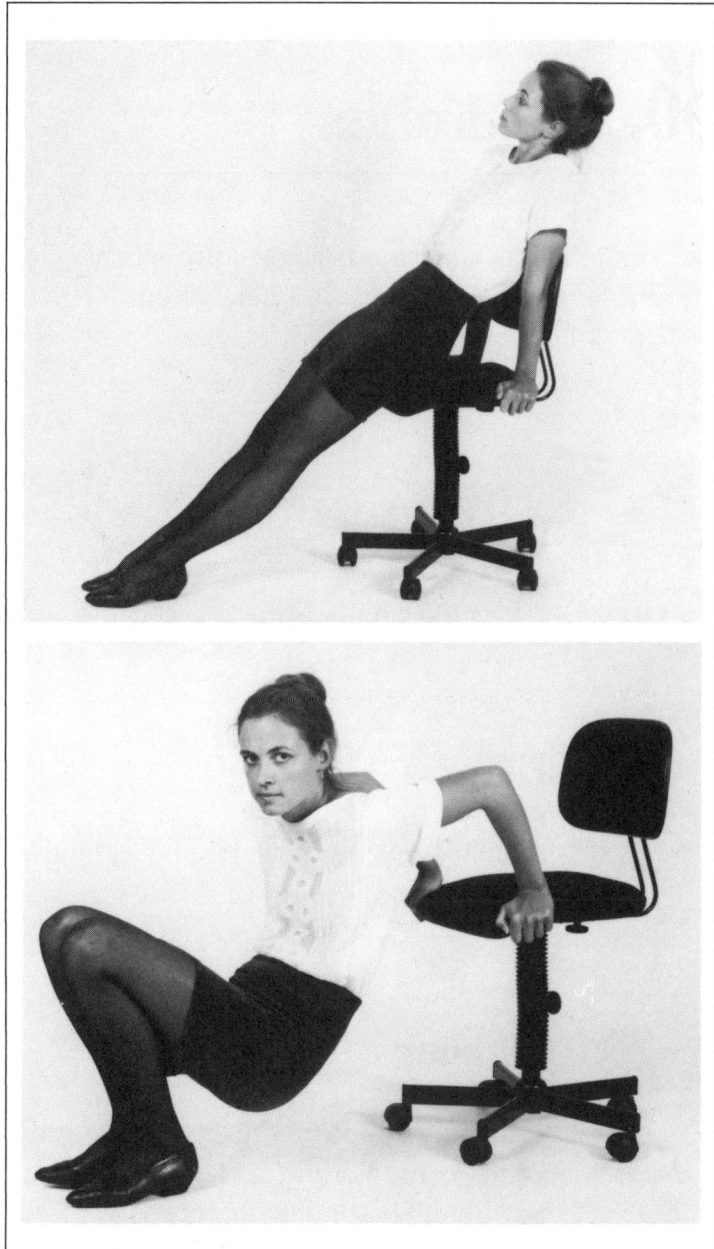

36. Armdrehen

Die seitgehaltenen Arme gleichzeitig möglichst weit um ihre eigene Achse hin- und herdrehen.

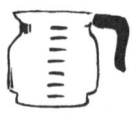

Dosierung

10 Wiederholungen

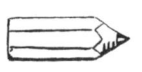

Hinweis

Absolvieren Sie diese Übung in langsamem Tempo.

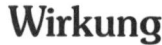

Wirkung

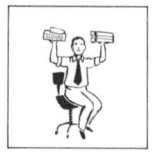

Kräftigung der Arm- und Schultermuskeln; Verbesserung der Beweglichkeit der Schultergelenke

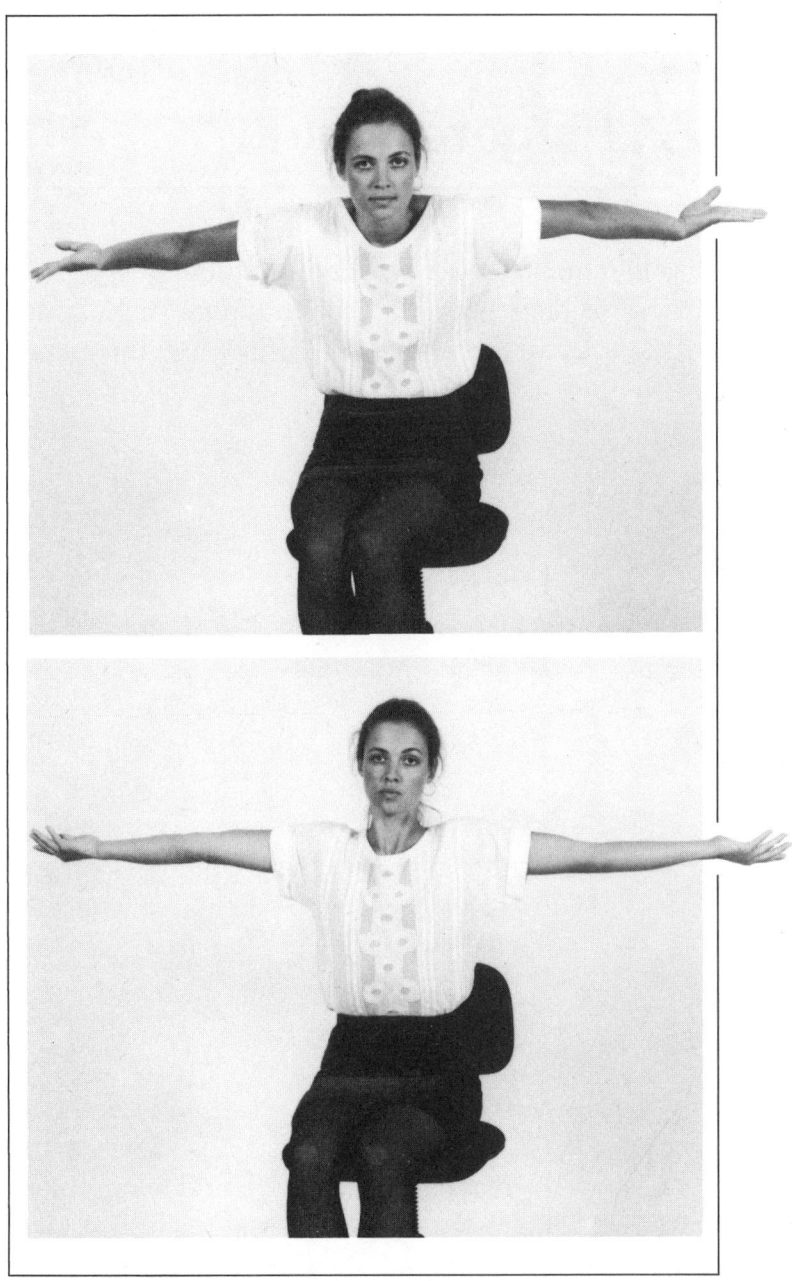

37. Fingerdrücken

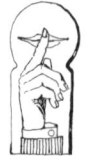

Im aufrechten Sitz die Fingerkuppen der gespreizten Hände für die Dauer der Einatmung gegeneinander drücken. Beim Ausatmen den Druck unterbrechen.

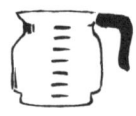

Dosierung

10 Wiederholungen

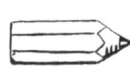

Hinweis

Beugen Sie beim Aneinanderdrücken der Finger nicht die Fingergelenke.

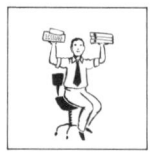

Wirkung

Kräftigung der Hand- und Fingermuskeln; Vertiefen der Atmung

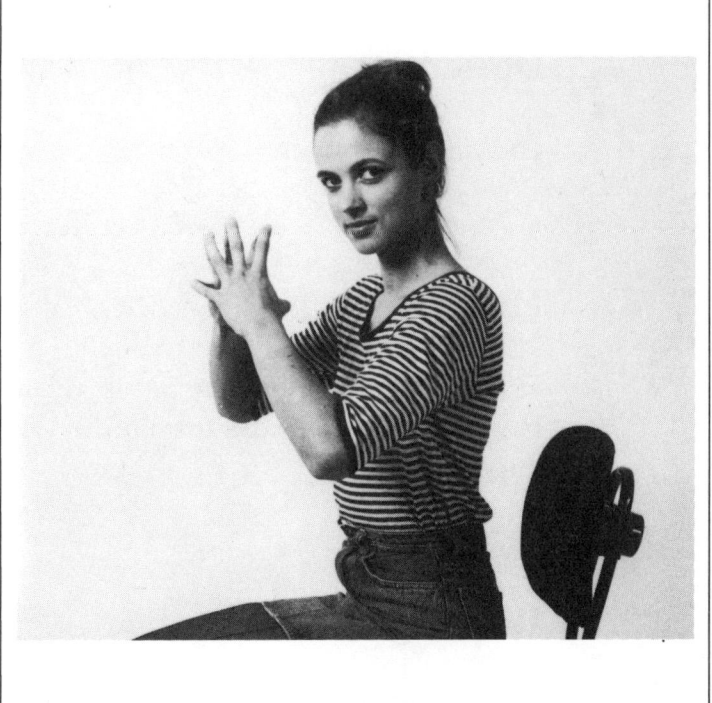

38. Kleine Handgymnastik

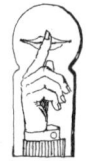

Im aufrechten Sitz die Hände während des Einatmens kräftig zur Faust ballen, beim Ausatmen die Finger weit spreizen. Anschließend einen gesamten Atemzyklus lang die Hände locker hängen lassen.

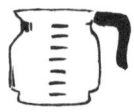

Dosierung

10 Wiederholungen

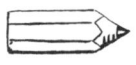

Hinweis

Führen Sie die Handgymnastik relativ langsam aus, denn das erhöht die Wirkung.

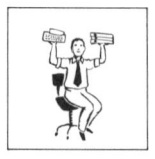

Wirkung

Kräftigung der Handmuskulatur, Vertiefen der Atmung

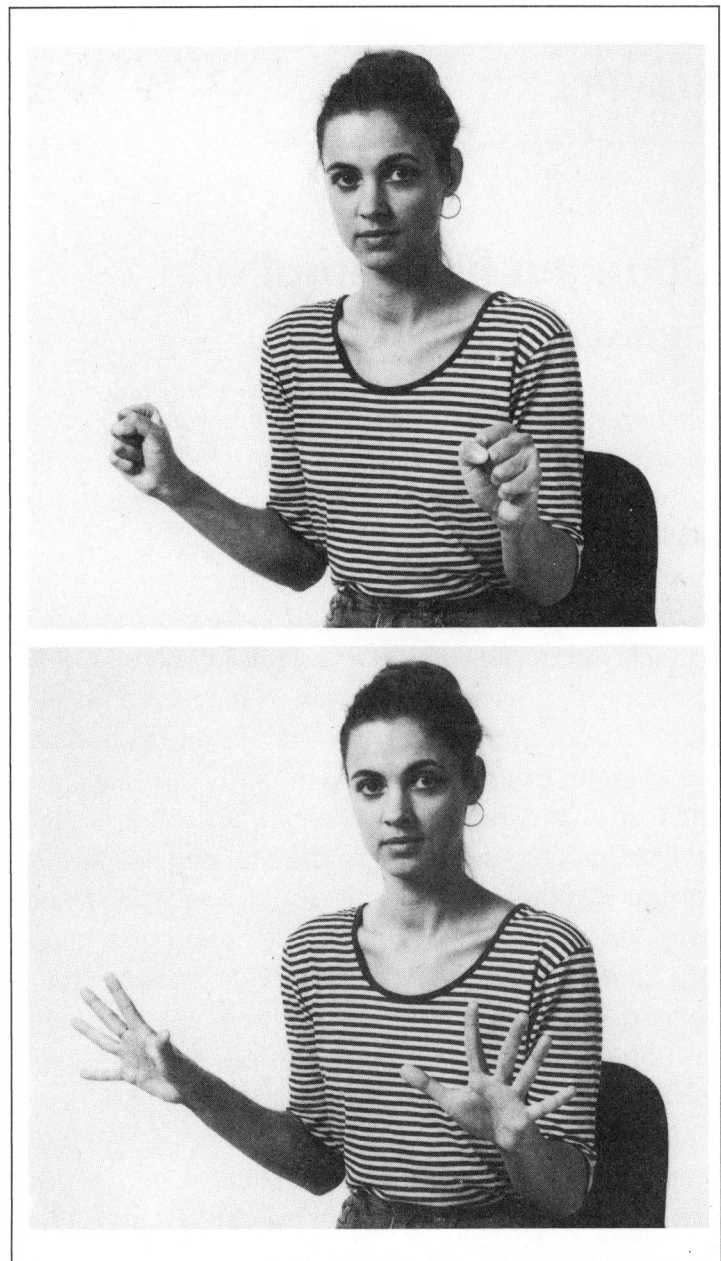

KOMPLEX 3

Übungen für Rumpf und Gesäß

Mit den nachfogenden Übungen können Sie etwas für Ihre Figur tun. Gleichzeitig bieten Sie einer der verbreitetsten Zivilisationskrankheiten Paroli, dem Rückenschmerz.

Täglich vielstündiges Sitzen läßt die Bauchmuskeln rasch erschlaffen, während die Muskeln im Lendenbereich durch die ständig auf sie einwirkenden Zugkräfte besonders zur Verkürzung neigen. Wenn verkürzte Rückenmuskeln an der Wirbelsäule ziehen und die Bauchmuskeln zu schwach sind, ein Gleichgewicht zu schaffen, können Verspannungen auftreten. Im Extremfall ändert sich gar die Stellung der Wirbelkörper, wodurch die zwischen ihnen liegenden Bandscheiben nur noch einseitig belastet werden. Die Gefahr einer verstärkten Abnutzung oder gar Beschädigung der Bandscheiben besteht. Solche Vorgänge sind oft verbunden mit den schlimmsten Schmerzen. Lassen Sie es also gar nicht erst soweit kommen, zumal sich kaum noch etwas reparieren läßt, wenn die Schäden erst einmal da sind. Ein leichter, brennender Schmerz ist ein erstes und ernstzunehmendes Alarmsignal, selbst wenn er rasch wieder vergeht.

* Es ist ganz wichtig, daß Sie regelmäßig Bauch- und Rückenmuskeln sowie die angrenzenden Bereiche kräftigen bzw. dehnen – am besten zehn Minuten täglich. Nur dann bewirken Sie tatsächlich etwas.

Gesundheitstips zum Angewöhnen

* Kontrollieren Sie konsequent Ihre Sitzhaltung. Sie sitzen richtig, wenn Sie den Oberkörper gerade und den Kopf aufrecht halten. Die Füße sollen den Boden berühren.

* Vermeiden Sie weitestgehend, längere Zeit unbeweglich zu sitzen oder zu stehen.

* Sorgen Sie für ausreichenden Schlaf auf einer ebenen und nicht zu weichen Unterlage, damit sich Bandscheiben und Muskeln gründlich erholen können.

* Schnüren Sie Ihren Leib nicht durch enge und unelastische Kleidung ein, damit die Durchblutung nicht unnötig eingeschränkt wird.

* Was Sie sich nicht „angefuttert" haben, das belastet nicht den Stützapparat.

* Immer, wenn Sie mal einige Minuten auf einer Stelle stehen, sollten sie kräftig die Gesäßmuskeln anspannen. Das wirkt haltungsverbessernd und führt langfristig zur Entlastung der Lendenwirbelsäule.

* Gehen Sie zum Anheben eines Gegenstandes immer in die Hocke, und halten Sie den Rücken beim Aufrichten möglichst senkrecht.

* Suchen Sie bei anhaltendem Rückenschmerz unbedingt einen Arzt auf.

39. Zusammenfallen

Beim Einatmen Anheben der Arme, beim Ausatmen den Oberkörper locker nach vorn fallen lassen.

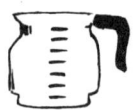

Dosierung

4 Durchgänge

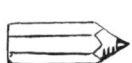

Hinweis

Versuchen Sie, sich auch geistig völlig zu entspannen. Sollte Ihnen das nicht gelingen, denken Sie einfach an etwas Schönes.

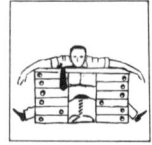

Wirkung

Komplexe Entspannung; Vertiefen der Atmung

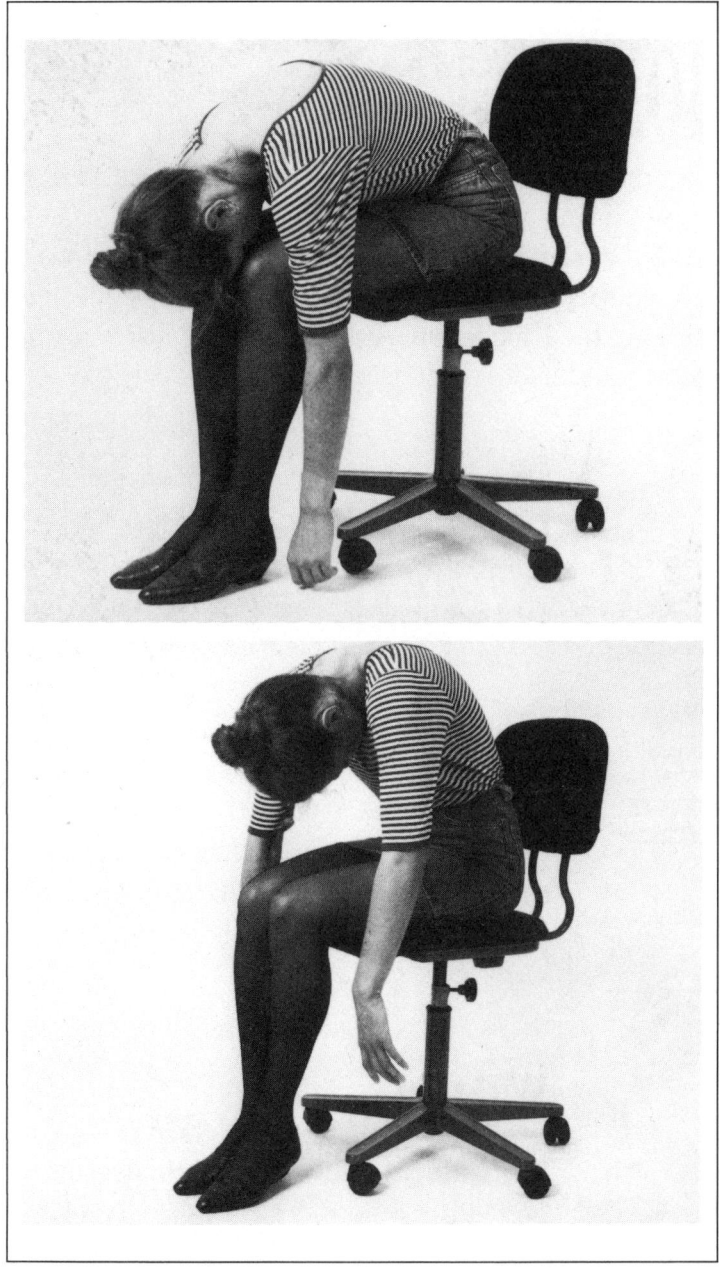

40. Paketsitz

Sitz auf der Stuhlvorderkante. Beine so weit wie möglich anhocken, Knie mit den Armen umschließen, Stirn auf die Knie legen. Aufstrecken des Körpers und sofort wieder den Paketsitz einnehmen.

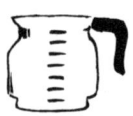

Dosierung

10 Durchgänge

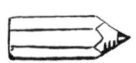

Hinweis

Überzeugen Sie sich vorher von der Standfestigkeit Ihres Sitzmöbels. Üben Sie zügig, ohne Unterbrechung.

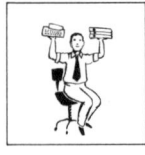

Wirkung

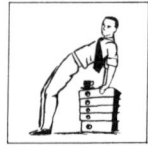

Kräftigung der Bauchmuskeln; Dehnung im Wirbelsäulenbereich

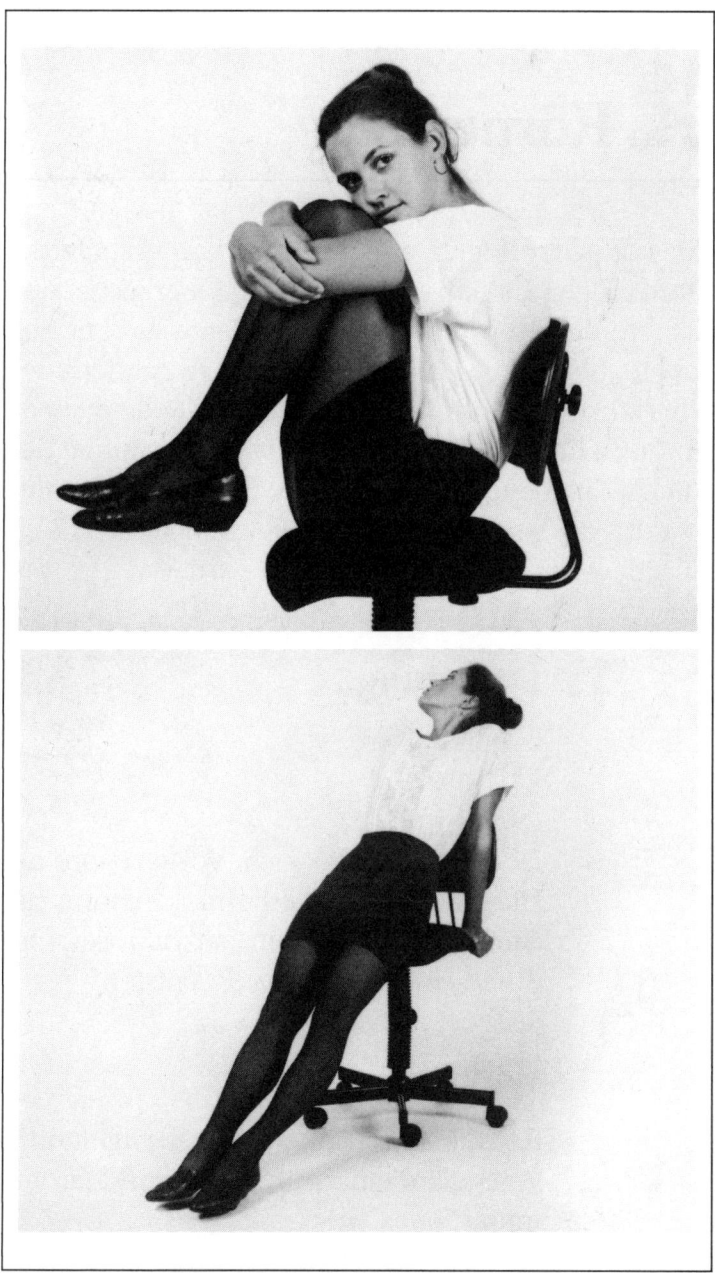

101

41. Körperwelle

Sitz mit gestreckten Beinen auf der Vorderkante des Stuhls. Beim Einatmen bewußt den Oberkörper aufrichten, den Kopf heben und die Arme langsam bis zur Hochhalte führen. Mit Beginn des Ausatmens den Oberkörper weit vorbeugen und die Hände dicht an die Füße heranführen. Beim weiteren Ausatmen den Rücken wölben, das Kinn auf die Brust nehmen, den Oberkörper langsam wieder so weit anheben, daß die Ausgangsposition wieder erreicht wird.

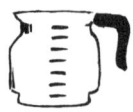 ## Dosierung

6 Durchgänge

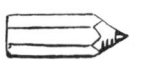 ## Hinweis

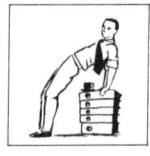 Die Bewegung soll harmonisch mit der Atmung einhergehen, so daß der Eindruck einer Körperwelle entsteht.

Wirkung

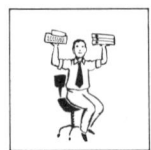 Komplexe Dehnung und Kräftigung im Wirbelsäulenbereich; Vertiefen der Atmung

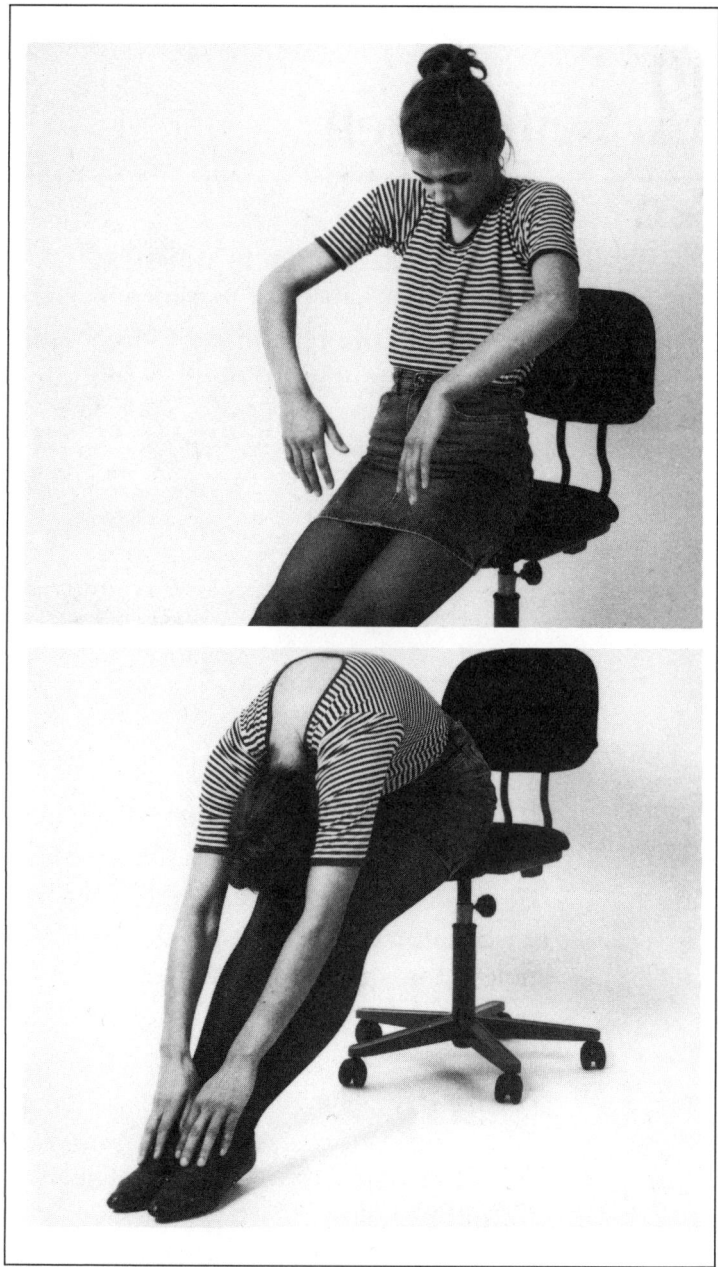

42. Seitbeugen

Aus dem aufrechten Sitz – Hände ruhen auf den Oberschenkeln – Seitbeugen des Oberkörpers nach links. Dabei die Arme in die Hochhalte führen. Ausgangsposition wieder einnehmen, dann Ausführung zur anderen Seite.

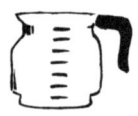

Dosierung

5 Durchgänge

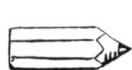

Hinweis

Achten Sie beim Seitbeugen des Oberkörpers darauf, daß das Gesäß vollständig auf der Sitzfläche verbleibt. Überprüfen Sie vor Übungsbeginn die Standfestigkeit Ihres Sitzmöbels.

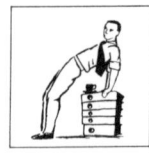

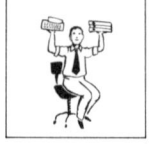

Wirkung

Dehnung und Kräftigung der seitlichen Rumpfmuskeln

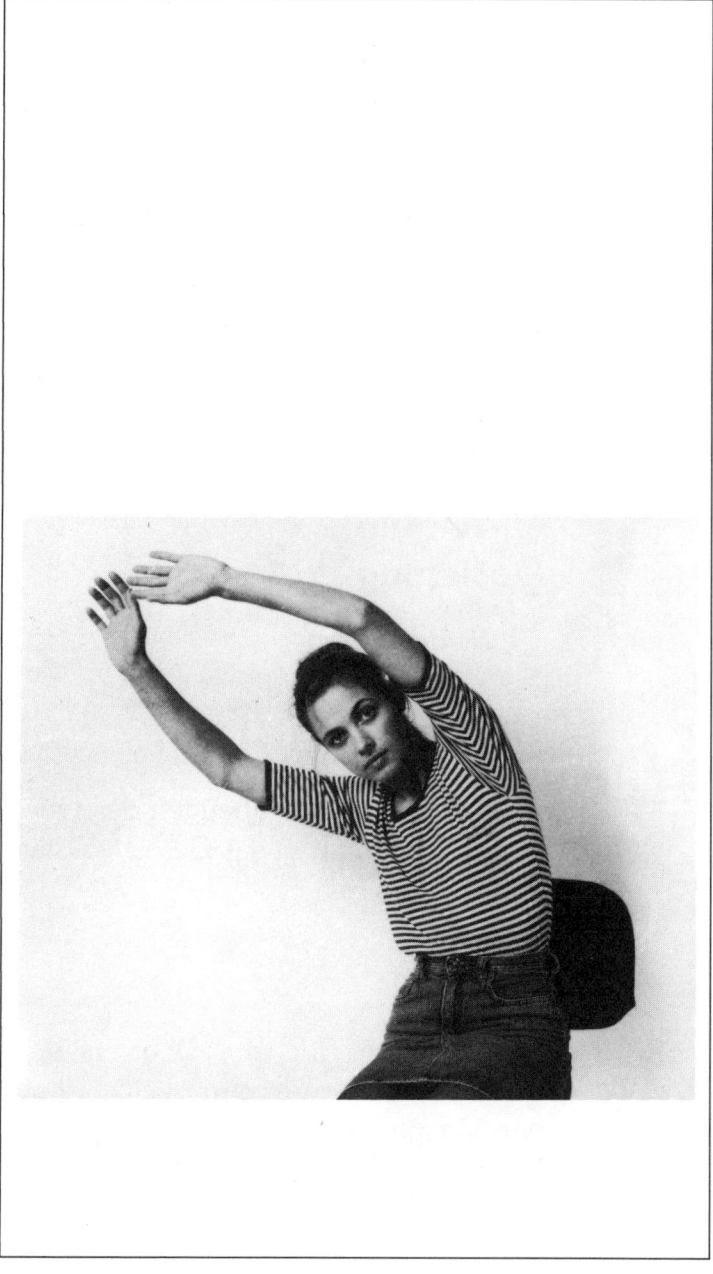

43. Diagonales Vorbeugen

Im Sitz mit geöffneten, ausgestreckten Beinen auf der Stuhlvorderkante den Oberkörper vorbeugen. Die rechte Hand berührt dabei den linken Außenknöchel oder tippt links neben dem linken Fuß auf den Boden, während der linke Arm gestreckt rück-hoch geführt wird. Nach dem Einnehmen der Ausgangsstellung zur anderen Seite üben.

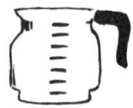

Dosierung

10 Wiederholungen

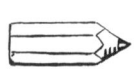

Hinweis

Überzeugen Sie sich vorher von der Standfestigkeit Ihres Sitzmöbels.

Wirkung

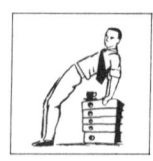

Dehnung der Rücken-, Oberschenkel- und seitlichen Rumpfmuskeln; Lösen von Verspannungen in der Rückenmuskulatur; Mobilisierung der Hüftgelenke; Anregung der Verdauungstätigkeit

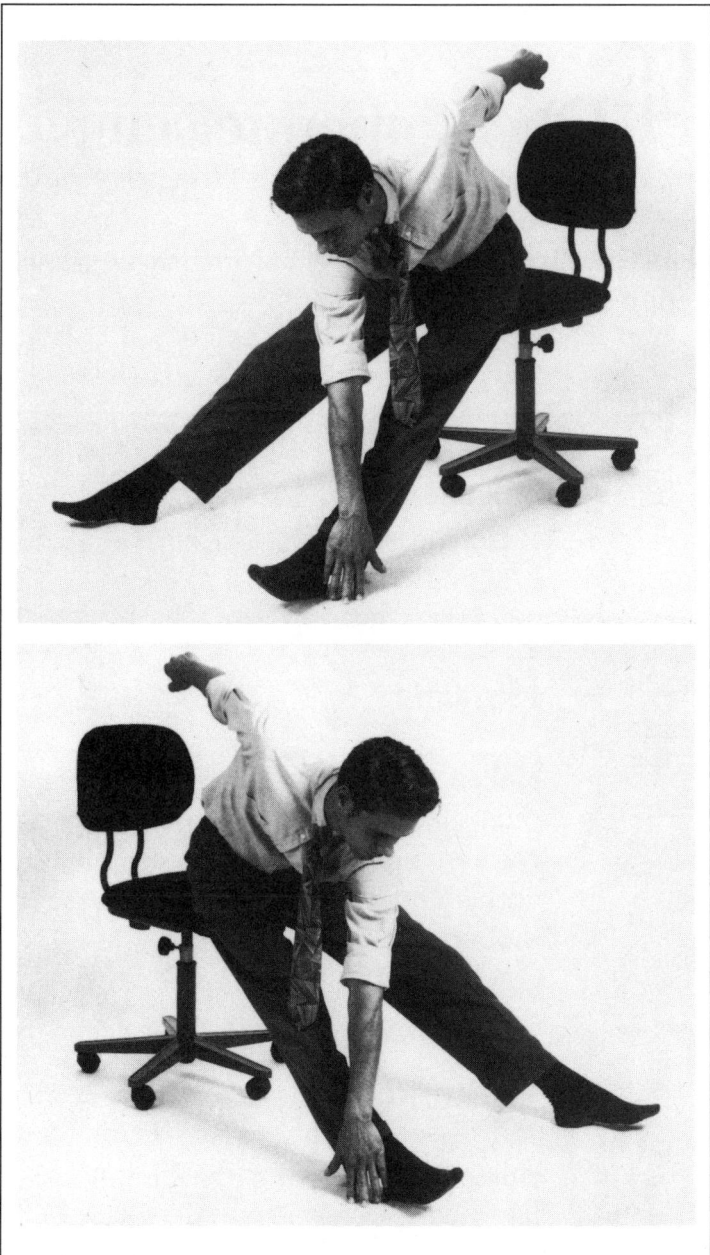

44. Oberkörperkreisen

Den Oberkörper jeweils dreimal rechts- und links-
herum kreisen.

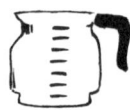

Dosierung

2 Durchgänge

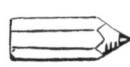

Hinweis

Halten Sie den Kopf immer achsenge-
recht, lassen Sie ihn also nicht in den
Nacken kippen. Überzeugen Sie sich
vorher von der Standfestigkeit Ihres Sitzmöbels.

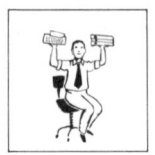

Wirkung

Komplexe Kräftigung der Rumpfmusku-
latur

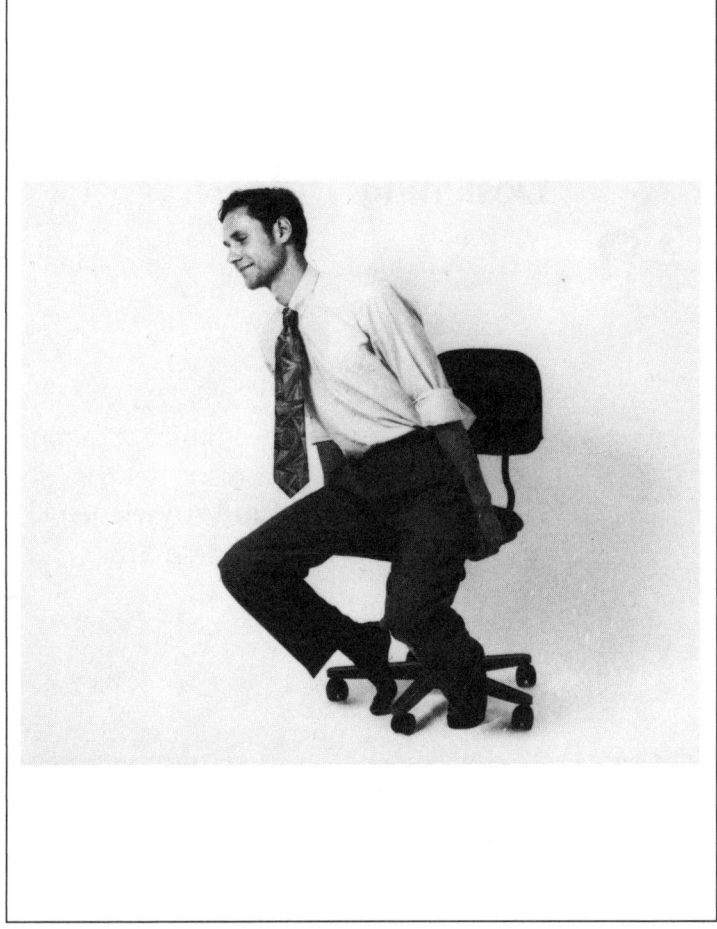

45. Schlangentanz

Im aufrechten Sitz – Hände in Hochhalte – den Oberkörper schlangenartig hin- und herwiegen. Dabei erst größer, dann wieder kleiner werden.

Dosierung

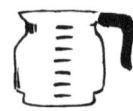

4 Durchgänge

Hinweis

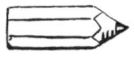

Führen Sie das Hin- und Herwiegen mit möglichst großer Amplitude aus.

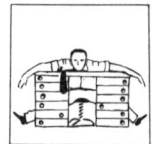

Wirkung

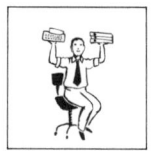

Mobilisierung und Lockerung der Rumpfmuskeln; komplexe Kräftigung der Rückenmuskulatur

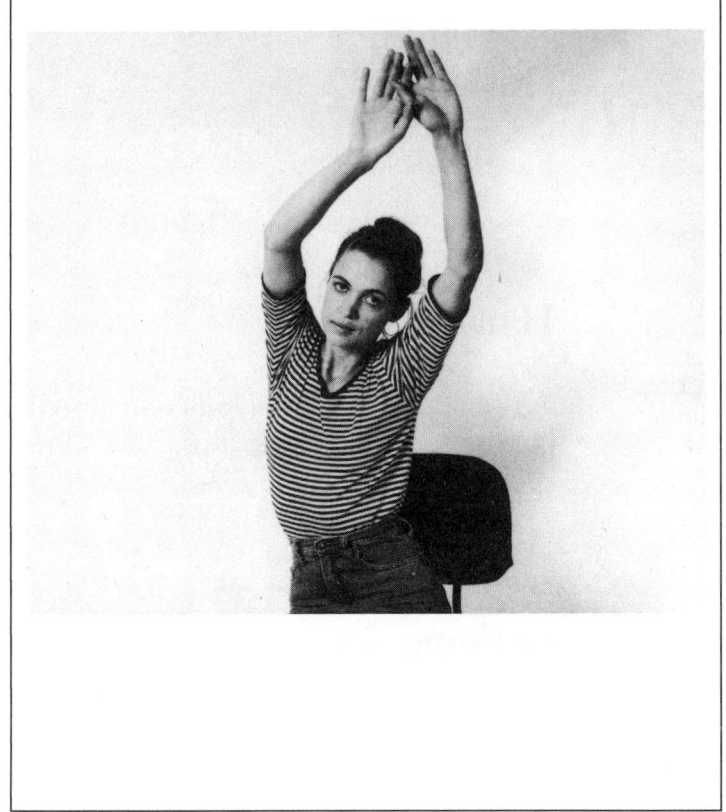

46. Beinkreuzen

Sitz auf der Stuhlvorderkante, Beine gestreckt anheben und wechselseitig überkreuzen.

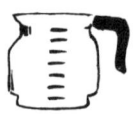

Dosierung

Etwa 20 Sekunden

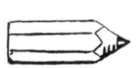

Hinweis

Absolvieren Sie die Übung in hohem Tempo, und halten Sie Ihre Füße immer gestreckt.

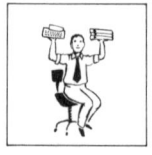

Wirkung

Kräftigung der Bauch- und Oberschenkelmuskeln

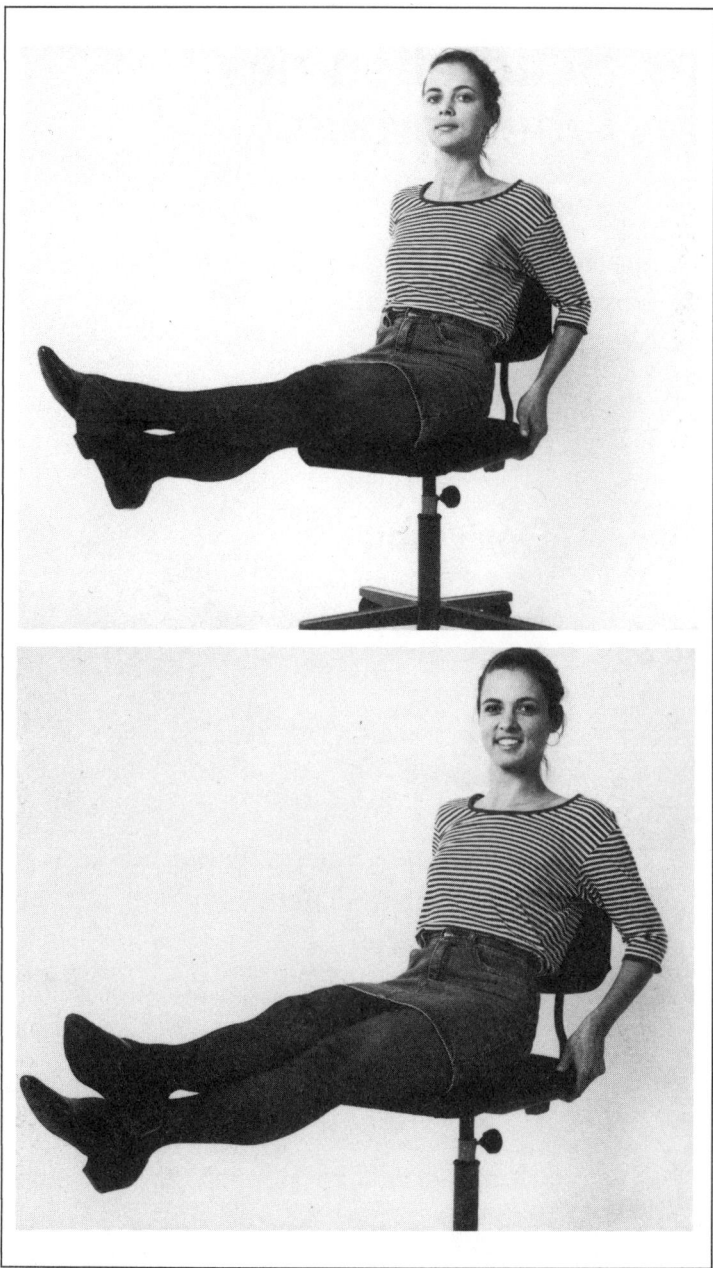

47. Seitdrehen des Oberkörpers

Im aufrechten Sitz – Hände im Nacken verschränkt –
den Oberkörper nach rechts und anschließend nach
links verdrehen.

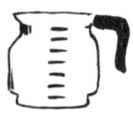

Dosierung

10 Wiederholungen

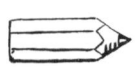

Hinweis

Verdrehen Sie den Oberkörper so weit
wie möglich. Achten Sie darauf, daß Sie
aufrecht sitzen.

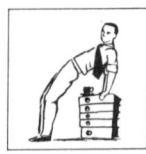

Wirkung

Mobilisierung im Bereich der Brustwir-
belsäule

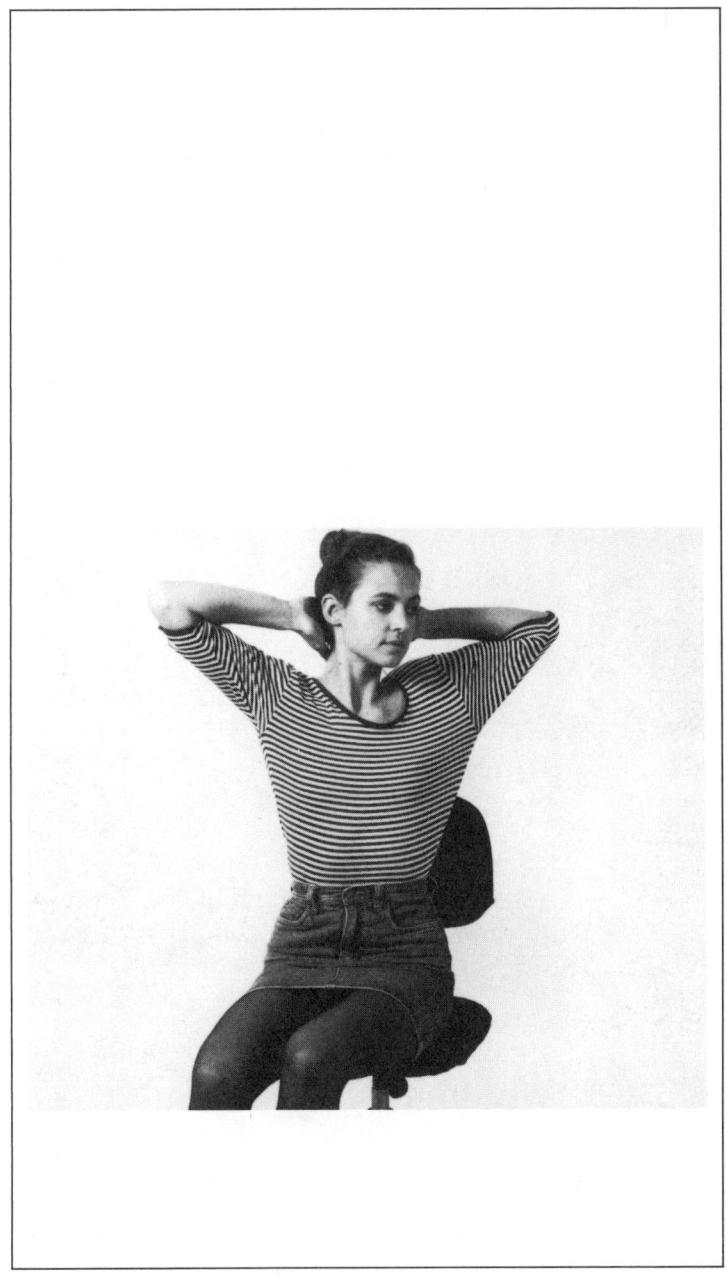

48. Wechselseitiges Anhocken

Mit ausgestreckten Beinen auf der Vorderkante des Stuhls sitzen, Arme im Nacken verschränkt. Das rechte Bein anhocken und an den linken, inzwischen vorgeführten Ellbogen tippen. Nach dem Einnehmen der Ausgangsstellung widergleiche Ausführung.

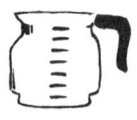

Dosierung

6 Durchgänge

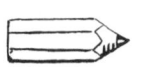

Hinweis

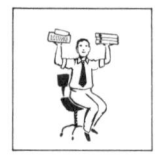

Senken Sie möglichst nicht den Ellbogen dem jeweiligen Knie entgegen.

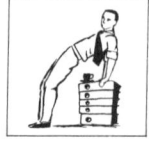

Wirkung

Kräftigung der Bauchmuskulatur; Dehnung im Bereich der Lendenwirbelsäule

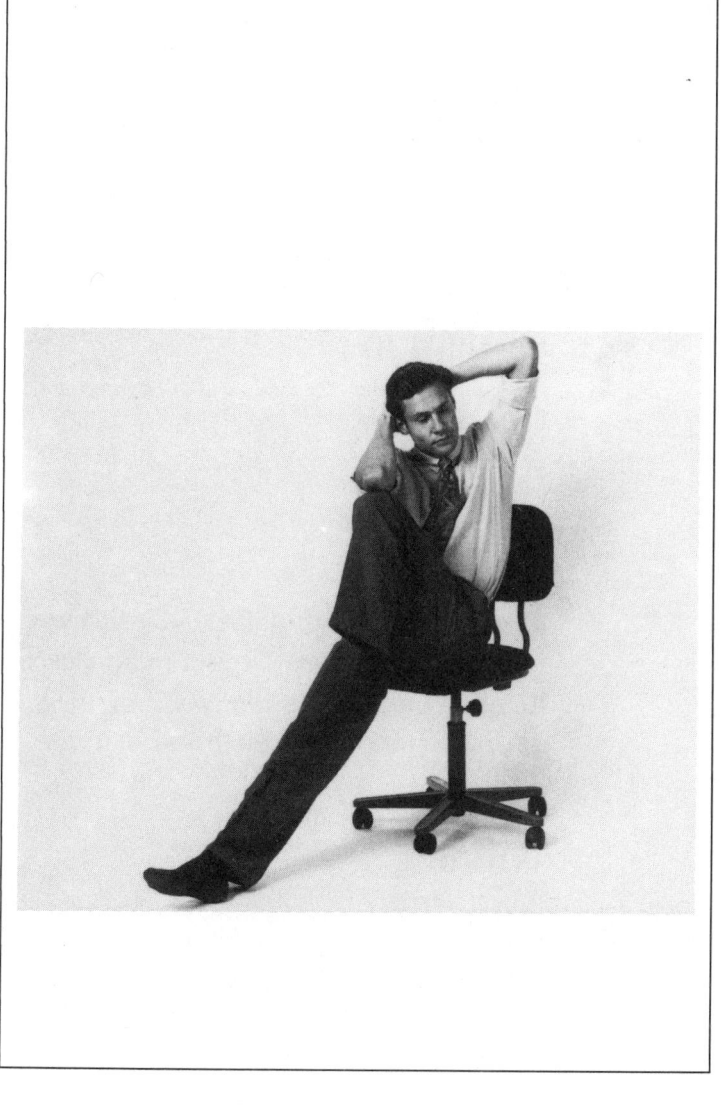

49. Anhocken oder Hochspreizen

Im Liegestütz rücklings – Hände auf dem Stuhl – Beine im Wechsel möglichst weit anhocken oder hochspreizen.

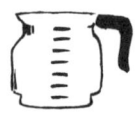

Dosierung

6 Durchgänge

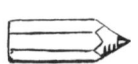

Hinweis

Achten Sie darauf, daß das Gesäß während der gesamten Übung nicht durchhängt. Überprüfen Sie vor Übungsbeginn die Standfestigkeit Ihres Sitzmöbels.

Wirkung

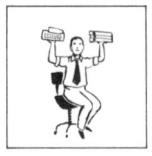

Komplexe Kräftigung; Verbesserung der Körperhaltung; Mobilisierung der Hüftgelenke

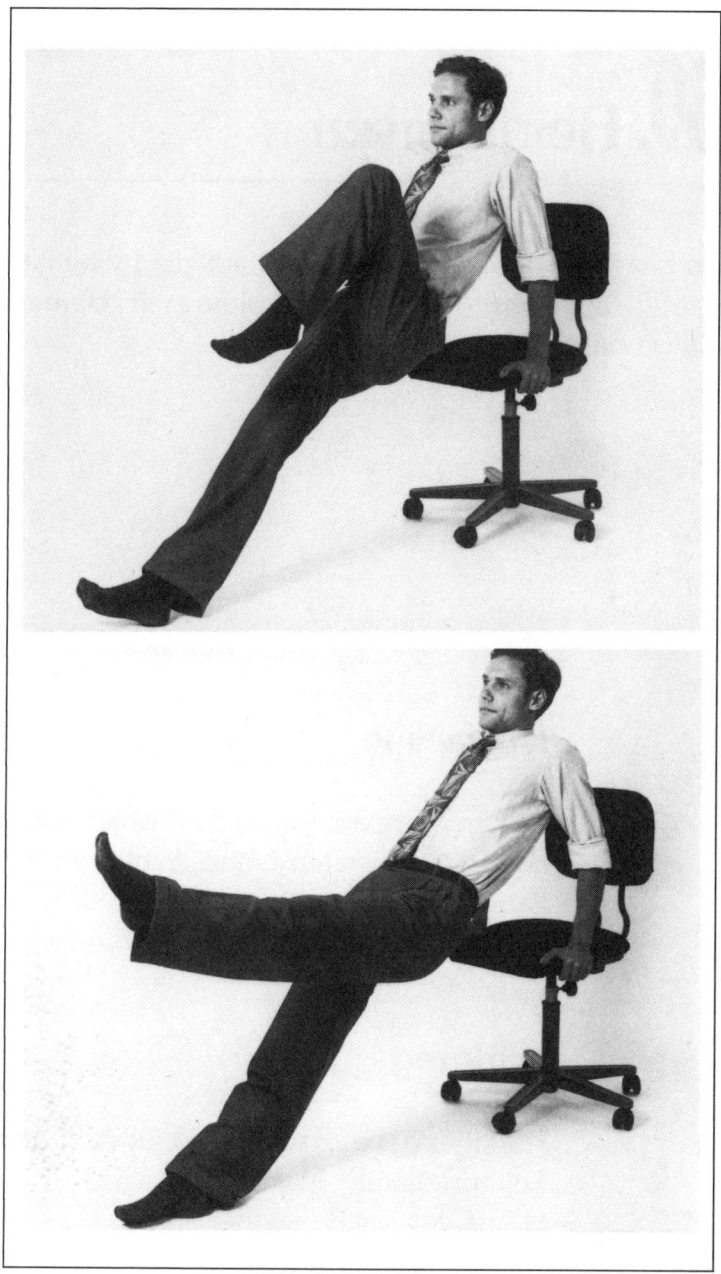

50. Beinkreisen

Im Sitz auf der Vorderkante des Stuhls die Beine gestreckt anheben. Mit den geschlossenen Beinen Kreise beschreiben.

Dosierung

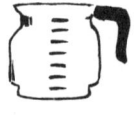

Betonen Sie die Aufwärtsbewegung der Beine. Führen Sie möglichst große Kreise aus.

Wirkung

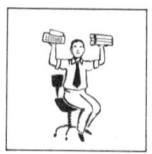

Kräftigung der Bauch- und Oberschenkelmuskulatur; Mobilisierung des Bereichs der Lendenwirbelsäule

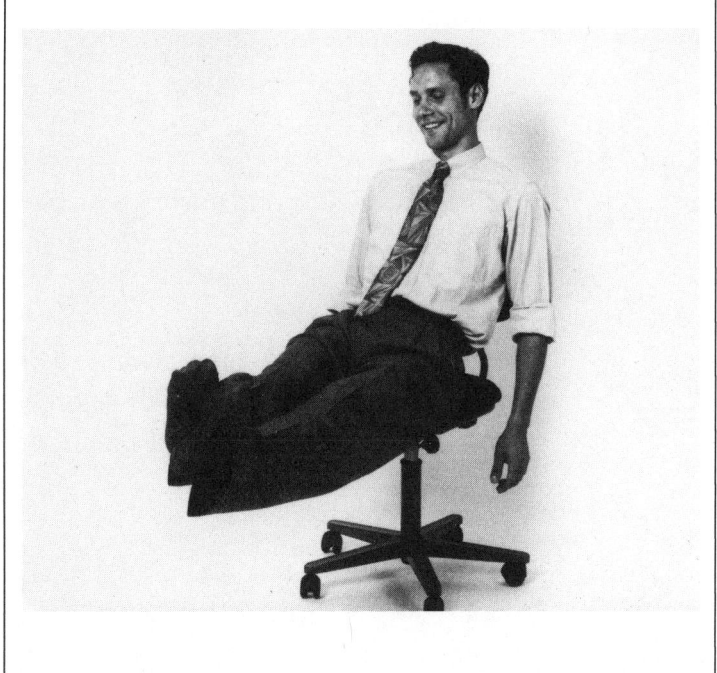

51. Entgegengesetztes Beinkreisen

Im Sitz auf der Vorderkante des Stuhls die Beine gestreckt anheben und gegeneinander kreisen.

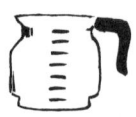

Dosierung

Je fünfmal einwärts und auswärts kreisen

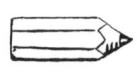

Hinweis

Führen Sie möglichst große Kreise aus.

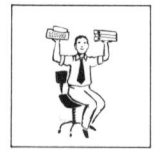

Wirkung

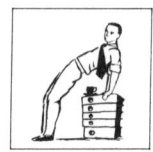

Kräftigung der Bauch- und Oberschenkelmuskeln; Mobilisierung des Hüftbereiches

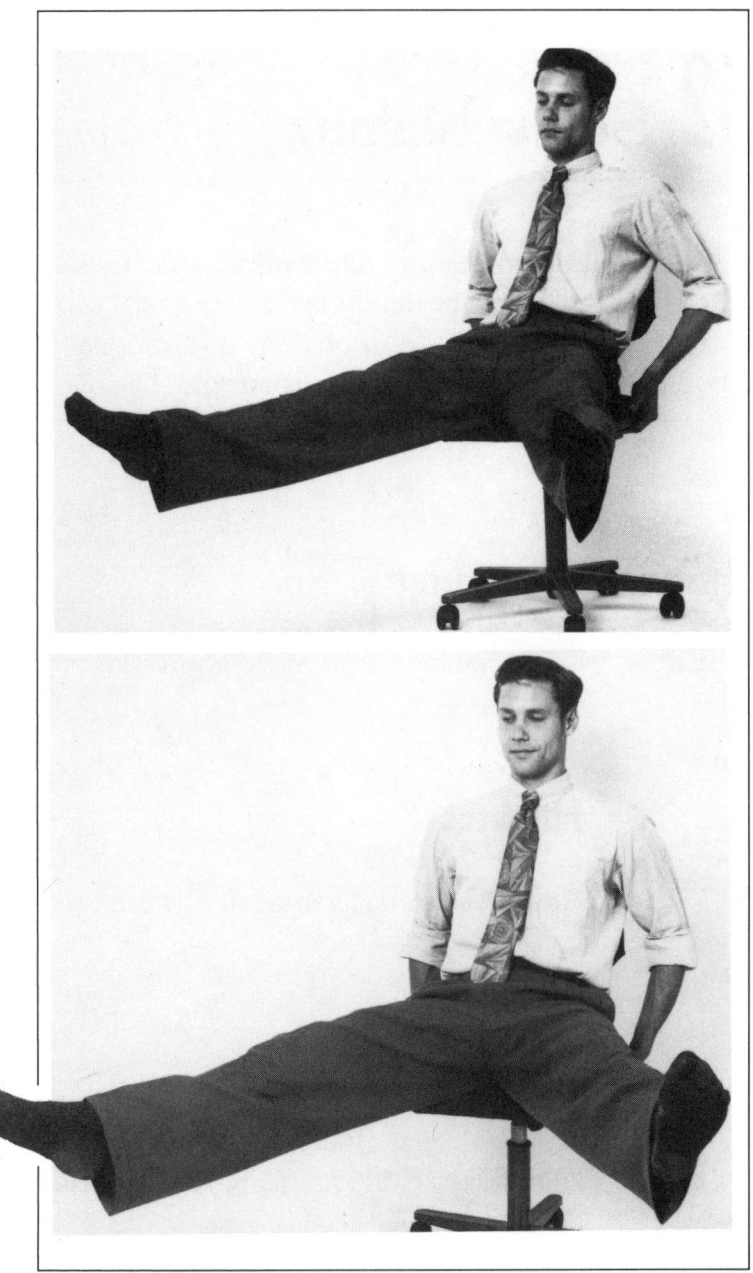

52. Schwebestütz

Aus dem aufrechten Sitz – Hände neben dem Gesäß aufgestützt – gleichzeitig das Gesäß von der Sitzfläche und die Füße vom Boden abheben und möglichst lange in diesem Schwebestütz ausharren.

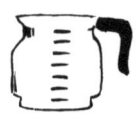

Dosierung

4 Durchgänge

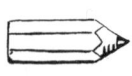

Hinweis

Atmen Sie trotz der großen Anstrengung locker weiter.

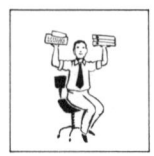

Wirkung

Komplexe Kräftigung, besonders der Bauchmuskulatur

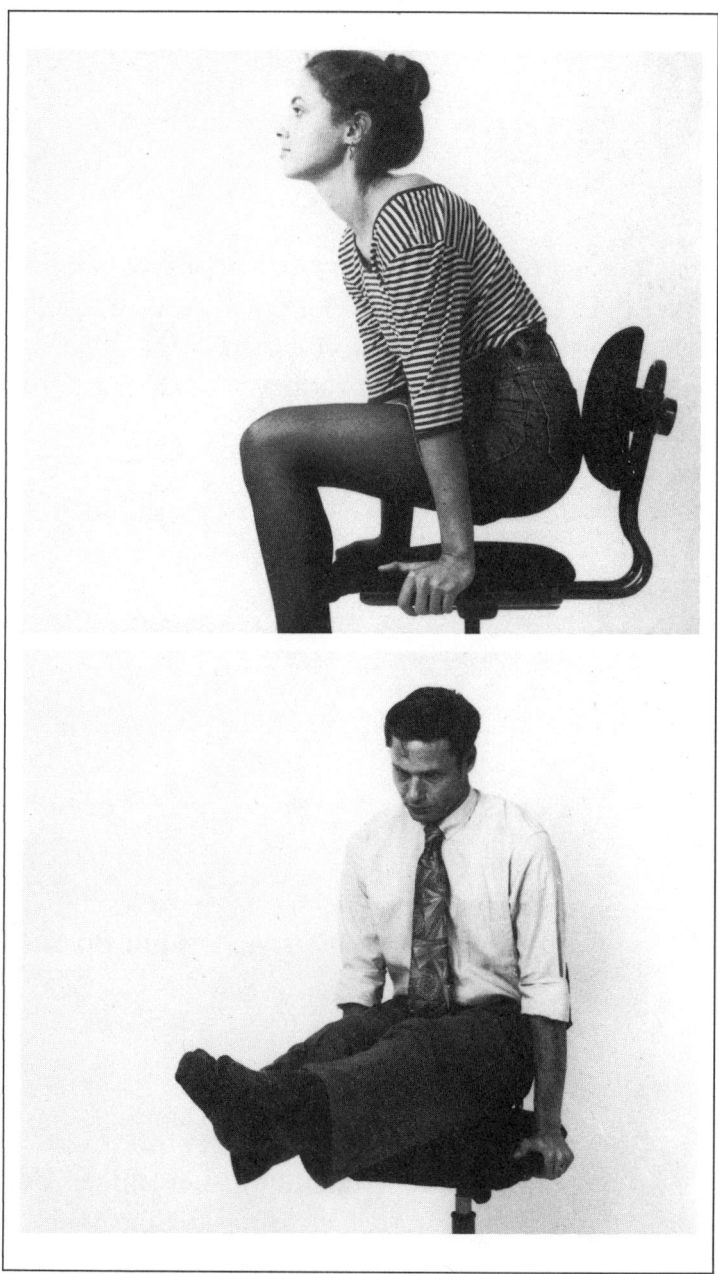

53. Bogen

Aus dem Sitz auf der Vorderkante des Stuhls – Hände hinter dem Gesäß aufgestützt – das Gesäß möglichst weit anheben und die Hüfte völlig strecken. Ungefähr 10 Sekunden in dieser Position verharren, und erst danach wieder setzen.

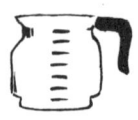

Dosierung

4 Wiederholungen

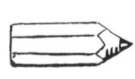

Hinweis

Spannen Sie das Gesäß ganz kräftig an. Lassen Sie die Fersen stets am Boden.

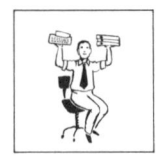

Wirkung

Komplexe Kräftigung, besonders der Rücken- und Gesäßmuskulatur

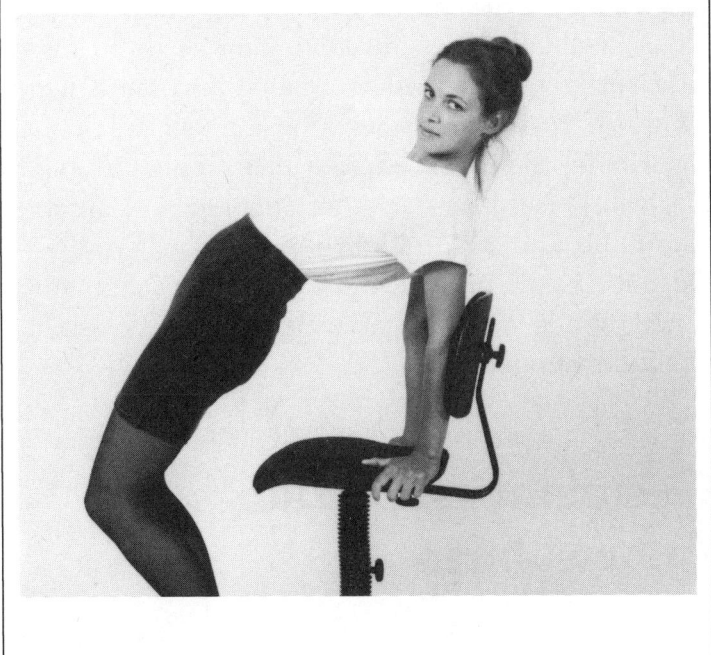

KOMPLEX 4

Übungen für Beine und Füße

Beine und Füße müssen schon eine ganze Menge aushalten. Wer aber denkt, daß er sie bei längerem Sitzen in besonderem Maße schont, der irrt sich. Permanente Unterbelastung und eine durchs Sitzen bedingte eingeschränkte Durchblutung haben ein rasches Erschlaffen der Muskeln, Bänder und Blutgefäße zur Folge. Besonders anfällig sind die Kniegelenke, sie „rosten" bei Bewegungsmangel ein. Schwache Beine und Füße können nicht mehr in vollem Maße ihrer Aufgabe nachkommen, einen elastischen Gang und Lauf zu ermöglichen.

Gesunde Beine und Füße sind nicht nur schön anzusehen, sondern wichtig zum Schutz der Wirbelsäule vor Stauchungen.

Gesundheitstips zum Angewöhnen

* Bewegen Sie also hin und wieder Ihre Beine und Füße – und warten Sie nicht, bis sie „eingeschlafen" sind oder Sie „Eisbeine" haben. Am besten ist es,

wenn Sie ab und zu mal aufstehen und umhergehen.

* Bereits mit solch einfachen Übungen wie Fußkreisen (57), Zehenwinken (58) oder Anziehen und Strecken der Füße (59 und 60) können Sie die Durchblutung wieder anregen und die Muskeln der Füße und Unterschenkel aktivieren. Und diese Übungen lassen sich nahezu unbemerkt, also nebenbei unterm Schreibtisch absolvieren.

* Kalte Füße sind im Nu vergessen, wenn Sie die Übungen 62, 56 und 66 ausführen.

* Wenn Ihre Füße einmal zu brennen scheinen oder Ihnen Krampfadern zu schaffen machen, gehen Sie ohne Schuhwerk auf den Zehenspitzen mindestens 2 Minuten umher.

* Zu einem wahren Labsal für Beine und Füße kann bereits eine kurze Selbstmassage werden. Streichen Sie dazu mit den Händen an den Zehen beginnend mehrmals kräftig die Beine aufwärts.

* Im Sitzen sollten Sie möglichst nie die Beine übereinanderschlagen; das hemmt die Durchblutung noch zusätzlich in erheblichem Maße.

* Tragen Sie möglichst bequemes, atmungsaktives Schuhwerk mit elastischer Sohle. Die Absätze sollten keinesfalls höher als fünf Zentimeter sein.

Alle nachfolgenden Übungen sollten Sie zur Erhöhung der Wirkung ohne Schuhe ausführen.

54. Kniefedern

Den Außenknöchel des linken Fußes auf das rechte Knie legen und sanft federnd mit beiden Händen auf das linke Knie drücken.

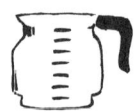

Dosierung

2 Durchgänge zu je 15 Sekunden

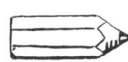

Hinweis

Erhöhen Sie den Druck auf das jeweilige Knie nur vorsichtig. Drücken Sie die Knie nur so weit nach unten, daß Sie noch keinen Schmerz empfinden.

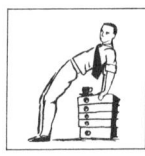

Wirkung

Dehnung der Hüftmuskeln; Verbesserung der Beweglichkeit der Hüftgelenke

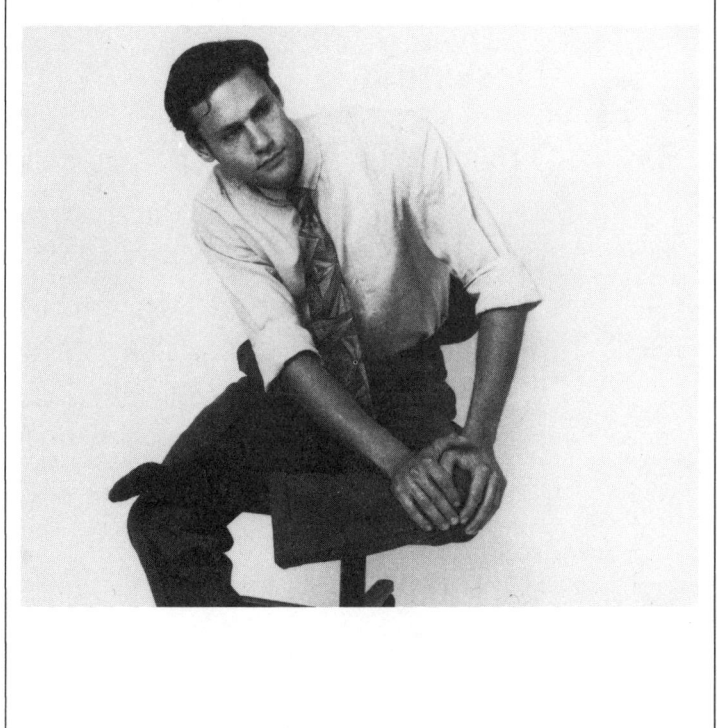

55. Hochziehen der Beine

Im aufrechten Sitz das rechte Bein anhocken, mit beiden Händen das Fußgelenk umfassen und anschließend das Bein so weit wie möglich ausstrecken und vorsichtig hochziehen. Nach etwa drei Sekunden das Bein wieder absetzen und ausschütteln. Anschließend zur anderen Seite üben.

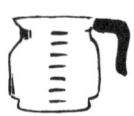

Dosierung

3 Durchgänge

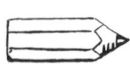

Hinweis

Bei dieser Dehnungsübung sollten Sie besonders vorsichtig sein. Sie dürfen das Bein nur so weit hochziehen, daß noch kein Schmerz auftritt.

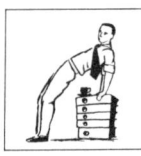

Wirkung

Dehnung der Waden und der hinteren Oberschenkelmuskeln

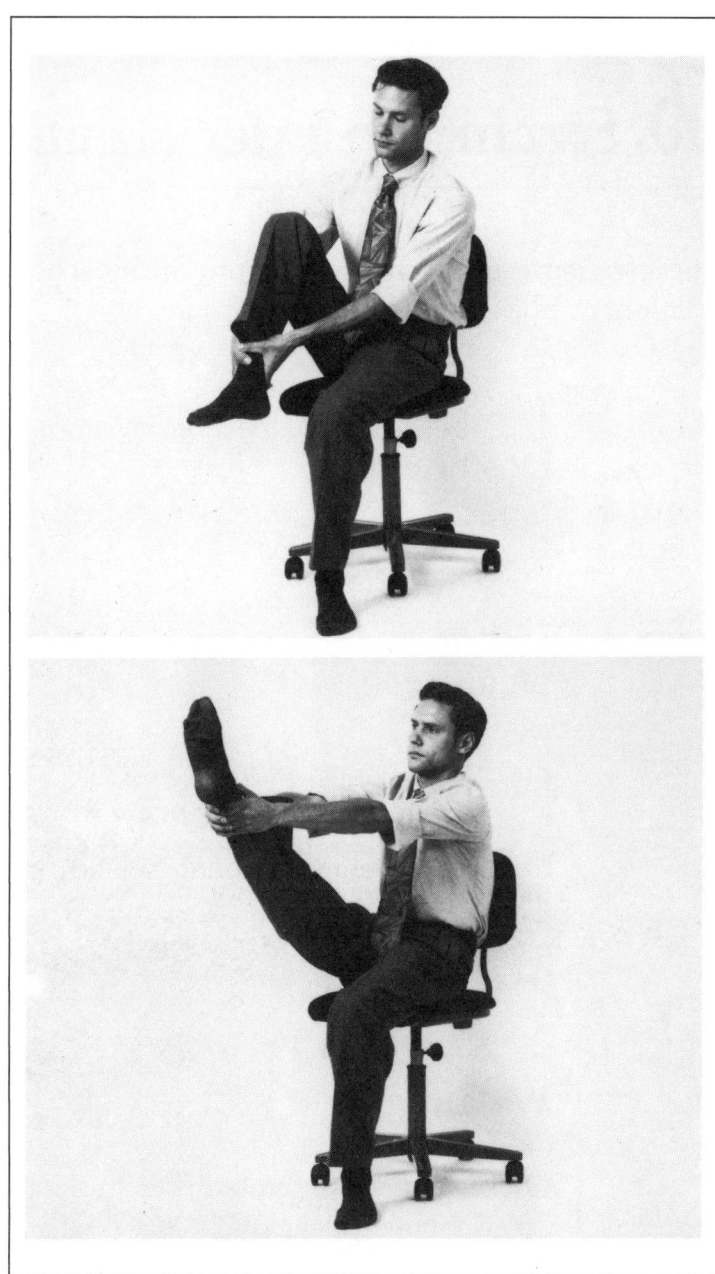

56. Strampeln

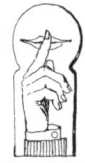

Die Beine leicht anheben und kräftig im Wechsel nach vorn-unten stoßen.

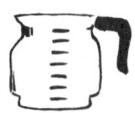

Dosierung

10 Wiederholungen

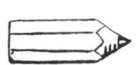

Hinweis

Zur Erleichterung können Sie auch mit jedem Bein einzeln strampeln. Wollen Sie die lockernde Wirkung erhöhen, massieren Sie die Beinmuskulatur außerdem noch mit beiden Händen von unten nach oben durch.

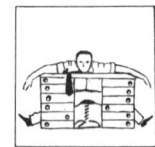

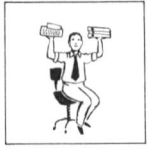

Wirkung

Lockerung der gesamten Beinmuskulatur; Kräftigung der Bauchmuskeln

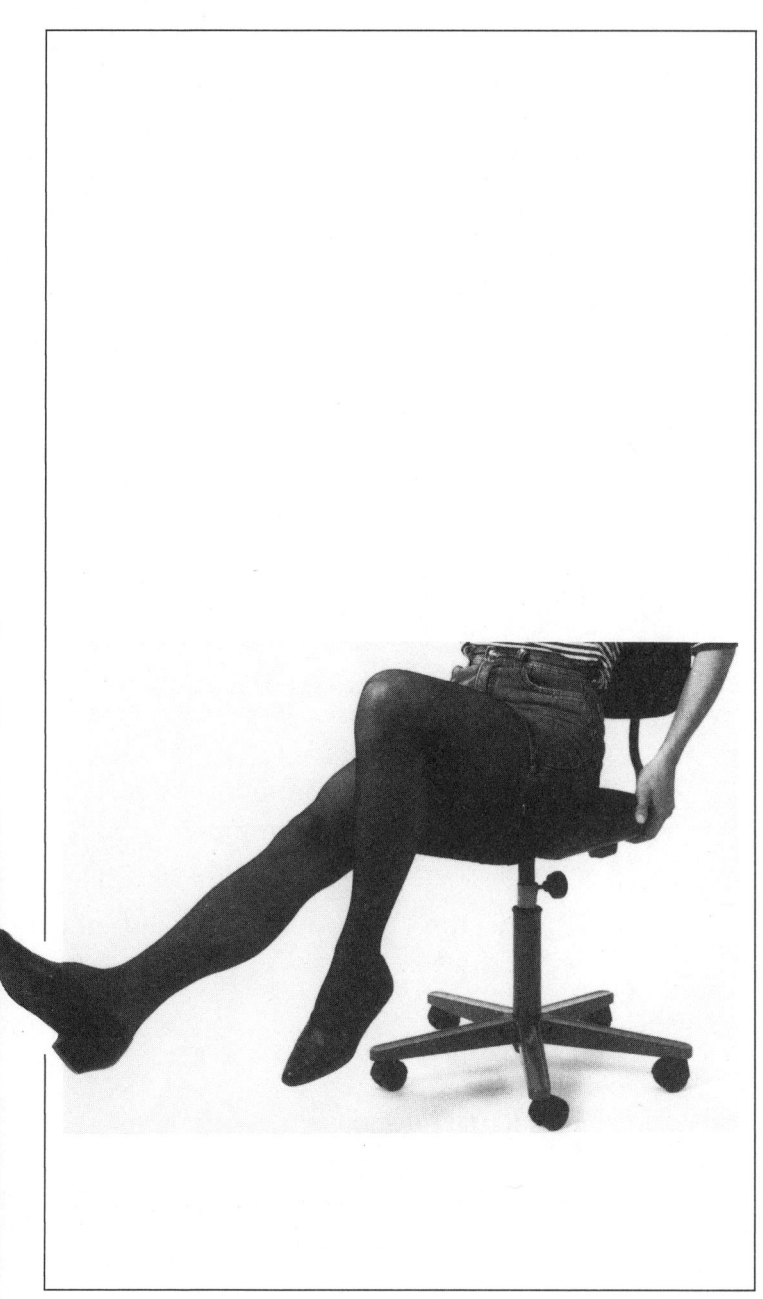

57. Fußkreisen

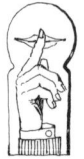

Die Knie anheben, bis die gestreckten Füße nicht mehr den Boden berühren; Füße gegeneinander kreisen.

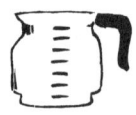

Dosierung

Jeweils 10 Einwärts- und Auswärtskreise

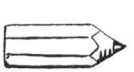

Hinweis

Absolvieren Sie möglichst langsame, weite Kreise.

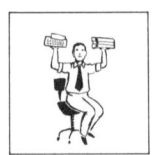

Wirkung

Kräftigung der Füße, besonders der Innengewölbe, und der Wadenmuskulatur

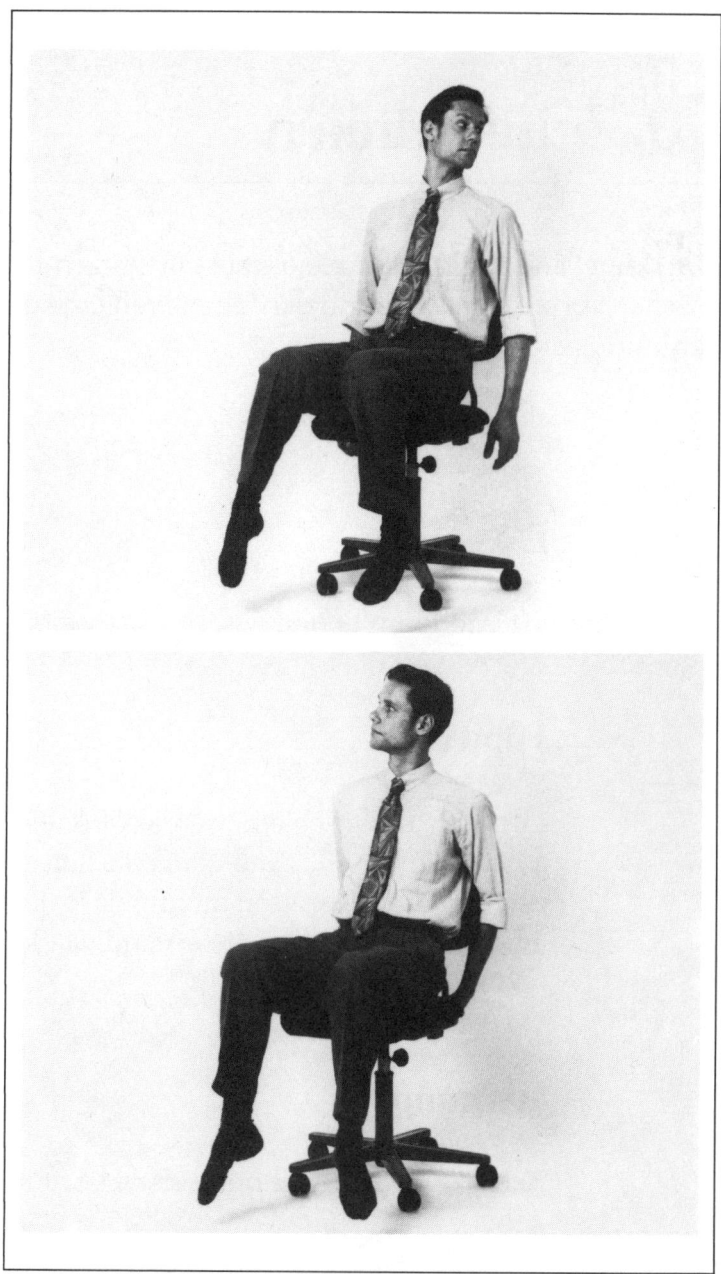

58. Zehenwinken

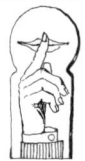

Die Beine sind leicht angehoben, die Fußspitzen ragen nach oben. Abwechselnd die Zehen kräftig spreizen und anziehen.

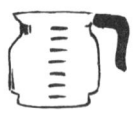

Dosierung

10 Wiederholungen

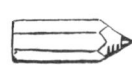

Hinweis

Lockern Sie anschließend die Muskeln, indem Sie die Füße auf der Ferse aufsetzen und die Fußspitzen mehrmals locker auf den Boden fallen lassen und wieder anheben.

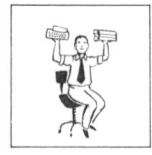

Wirkung

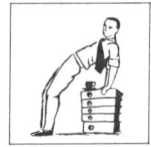

Kräftigung bzw. Dehnung der Fußmuskeln

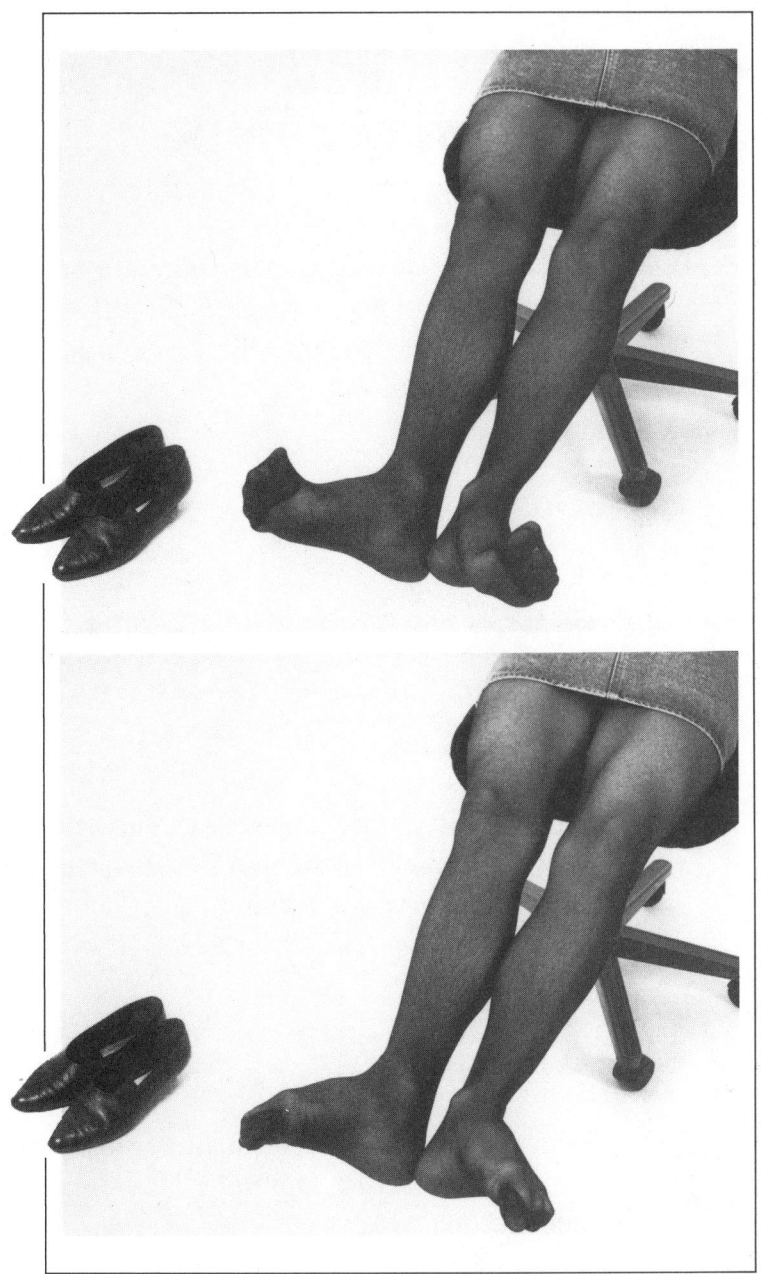

59. Anziehen und Strecken der Füße

Die Beine sind bis zur Waagerechten angehoben. Kräftig die Füße anziehen und so etwa fünf Sekunden verharren. Nun die Füße für etwa fünf Sekunden strecken und schließlich absetzen.

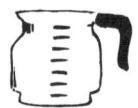

Dosierung

5 Durchgänge

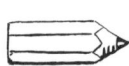

Hinweis

Atmen Sie auch während des Anspannens locker weiter. Achten Sie auf einen aufrechten Sitz.

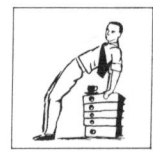

Wirkung

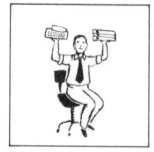

Dehnung der Wadenmuskulatur und der Achillessehne; Kräftigung der Bein- und Fußmuskeln

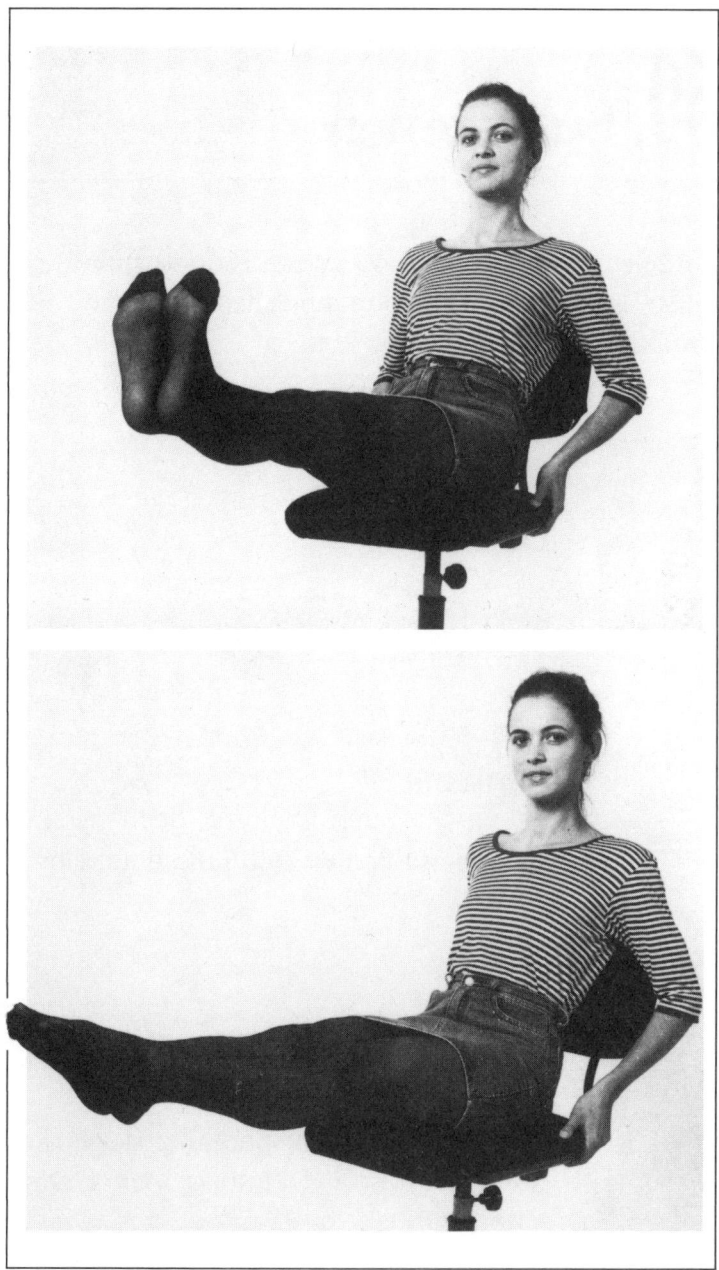

60. Fußwinken

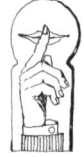

Zurückgelehnt mit ausgestreckten Beinen sitzen; die Füße im Wechsel entgegengesetzt anziehen und strecken.

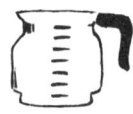

Dosierung

Etwa 15 Sekunden

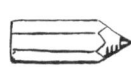

Hinweis

Bewegen Sie die Füße schnell und kräftig.

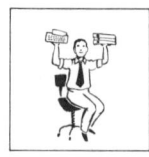

Wirkung

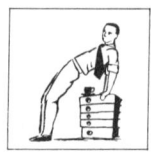

Kräftigung bzw. Entspannung der Füße; Kräftigung und Dehnung der Unterschenkelmuskeln .

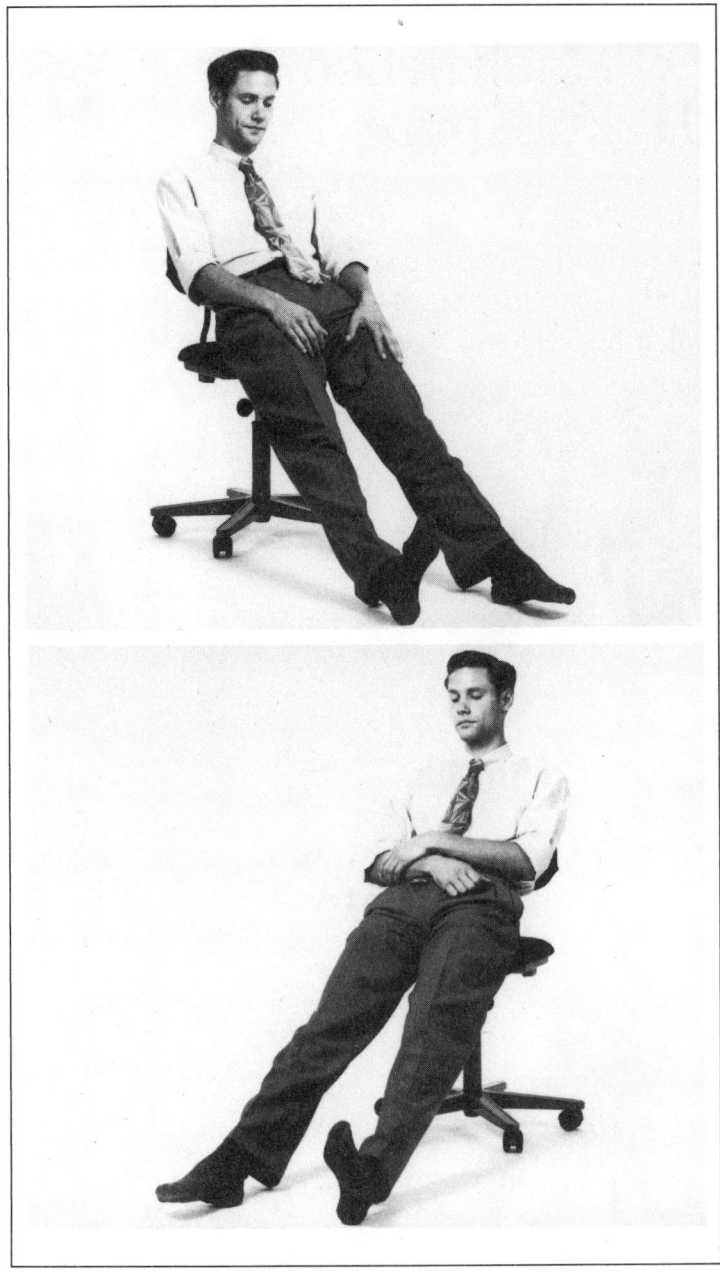

61. Hochziehen der Fußspitze

Das rechte Bein über das linke schlagen, mit beiden Händen die Fußspitze des rechten Beins erfassen und kräftig hochziehen. Anschließend zur anderen Seite üben.

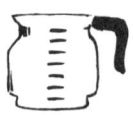

Dosierung

4 Wiederholungen

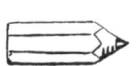

Hinweis

Massieren Sie hinterher die Unterschenkel mit beiden Händen von der Ferse her aufwärts kräftig durch.

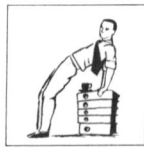

Wirkung

Dehnung der Wadenmuskulatur und der Achillessehne

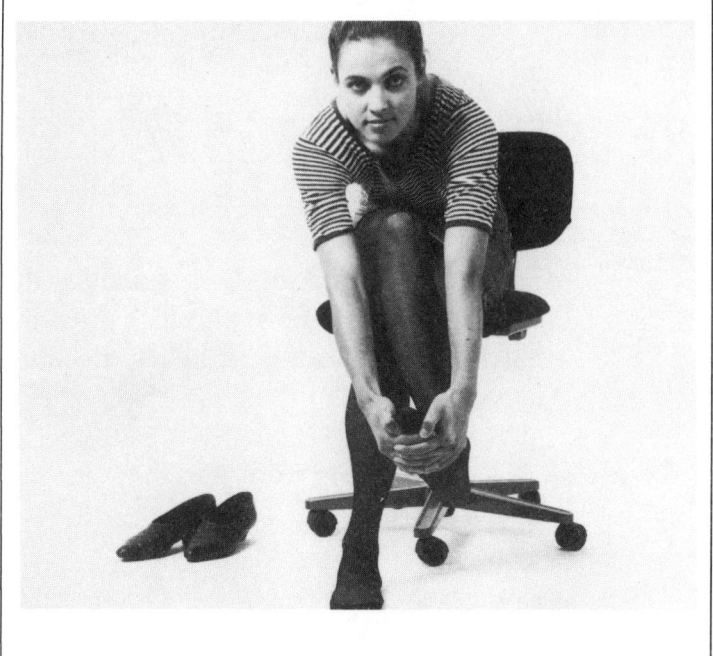

62. Ausschütteln der Füße

Das linke Bein etwas anheben, es mit der linken Hand am Fußgelenk ergreifen und locker hin- und herschütteln. Nach dem Absetzen dieses Beins Ausführung mit dem anderen.

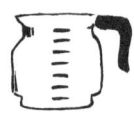

Dosierung

2 Durchgänge

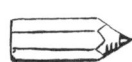

Hinweis

Schütteln Sie mindestens solange, bis sich der jeweilige Fuß gründlich erwärmt hat bzw. die Wadenmuskeln entspannt wirken.

Wirkung

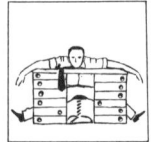

Komplexe Lockerung der Unterschenkel- und Fußmuskeln; Anregung der Durchblutung; Erwärmung selbst chronisch kalter Füße

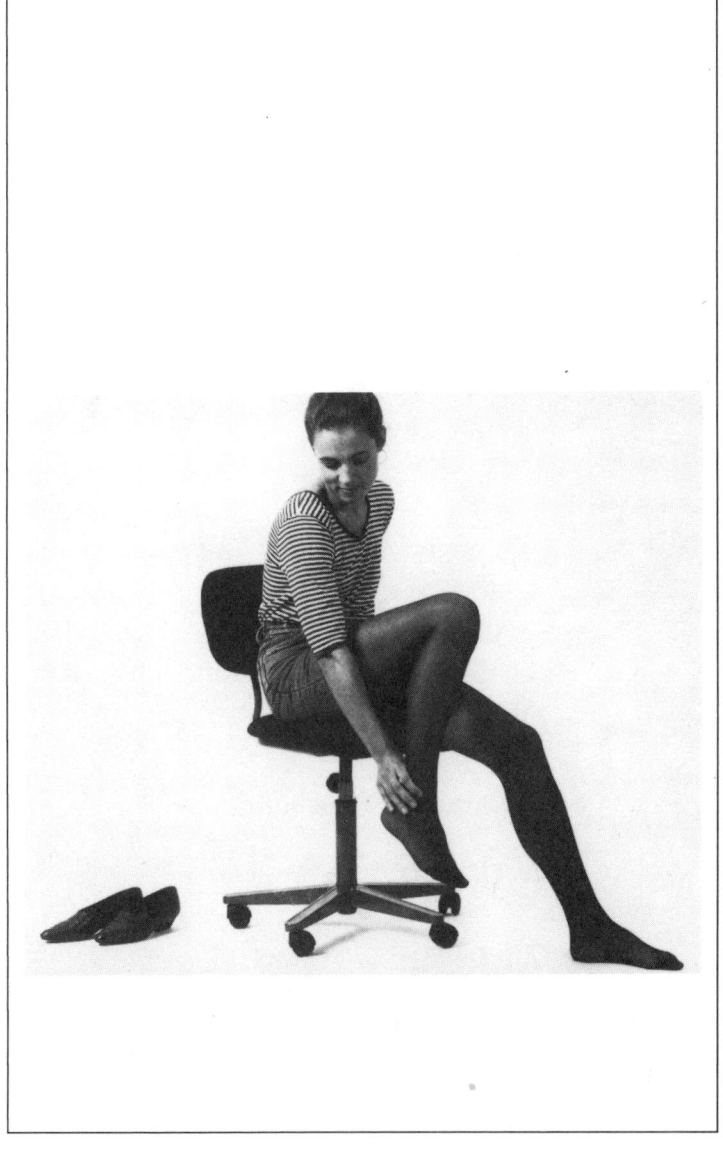

63. Ausschütteln der Beine

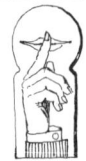

Zurückgelehnt und entspannt auf der Vorderkante des Stuhls sitzen; die leicht gespreizten Beine – Füße aufgestellt – locker hin- und herbewegen.

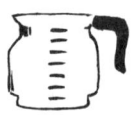

Dosierung

Mindestens 30 Sekunden

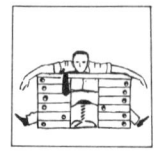

Wirkung

Lockerung/Entspannung der Ober- und Unterschenkelmuskeln

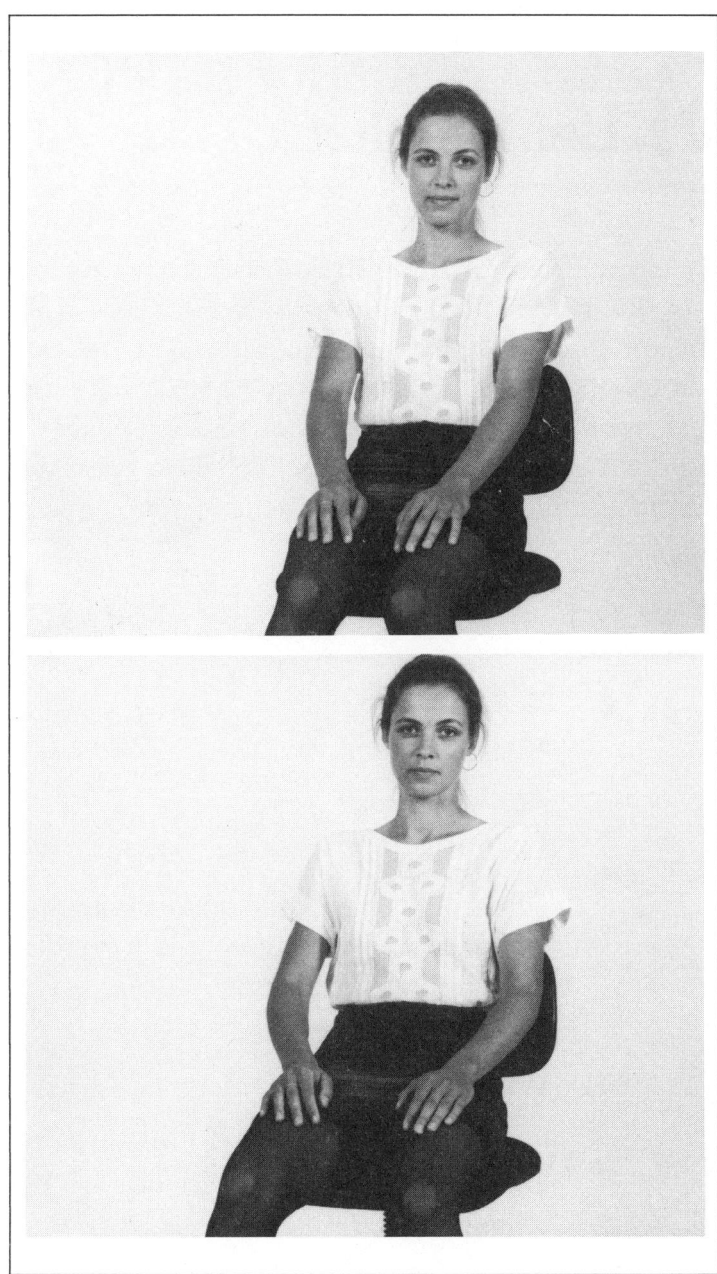

64. Beinabfaller

Im Sitz auf der Vorderkante des Stuhls einen Oberschenkel beidhändig (Hände im Flechtgriff) etwa 20 cm anheben. Den Oberschenkel aus den Händen herausheben, und das Bein völlig locker zurück in die verschränkten Hände fallen lassen. Solange warten, bis der Unterschenkel ausgependelt hat. Anschließend Ausführung zur anderen Seite.

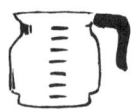

Dosierung

Mit jedem Bein viermal

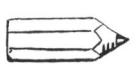

Hinweis

Achten Sie auf einen aufrechten Sitz, und überprüfen Sie vorher die Standfestigkeit Ihres Sitzmöbels

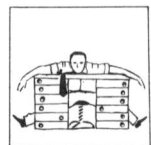

Wirkung

Lockerung der gesamten Beinmuskulatur; erholsam für müde Beine und bei schmerzenden Kniegelenken

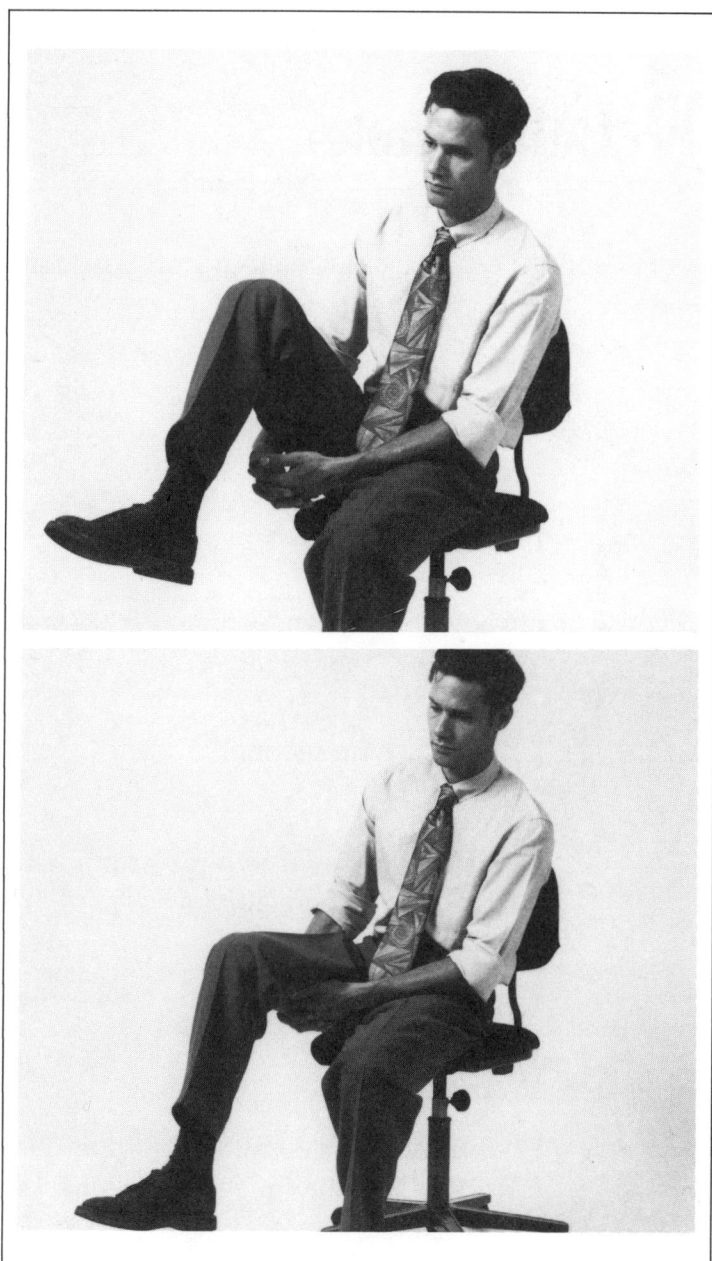

65. Fußpresse

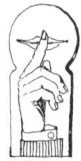

Die Fußspitzen überstreckt aufsetzen und vorsichtig belasten.

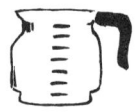

Dosierung

Etwa 10 Sekunden

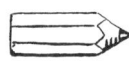

Hinweis

Belasten Sie die Füße nur so stark, daß noch kein Schmerz auftritt.

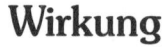

Wirkung

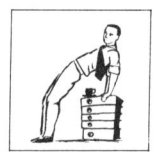

Dehnung des Fußspanns; Mobilisierung des Sprunggelenkes; durchblutungsfördernd

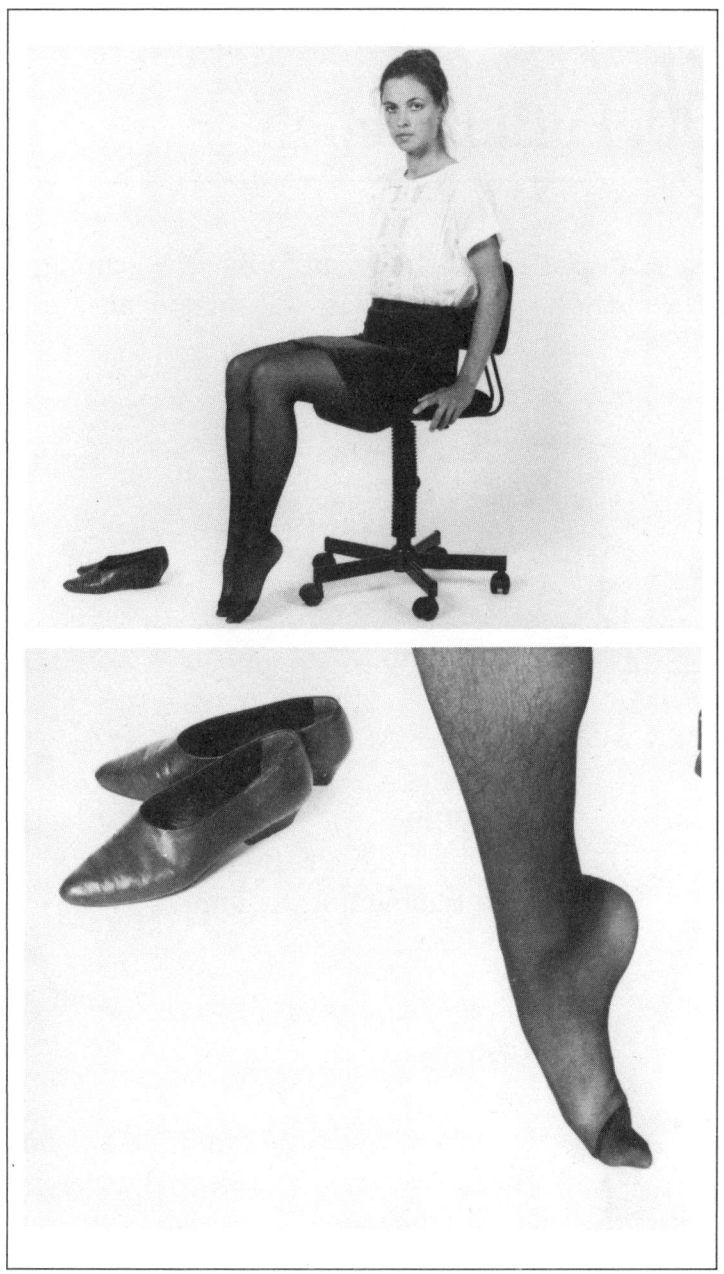

66. Fußklatschen

Die vom Boden abgehobenen Füße im Wechsel mit den Fußsohlen aneinanderschlagen und auswärtsdrehen.

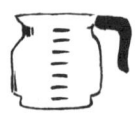

Dosierung

10 bis 15 Wiederholungen

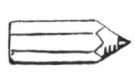

Hinweis

Üben Sie mit hohem Tempo.

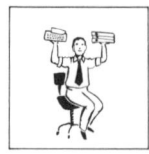

Wirkung

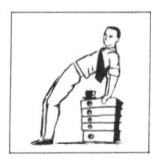

Kräftigung bzw. Dehnung der Unterschenkel- und Fußmuskeln; Aktivierung der Durchblutung

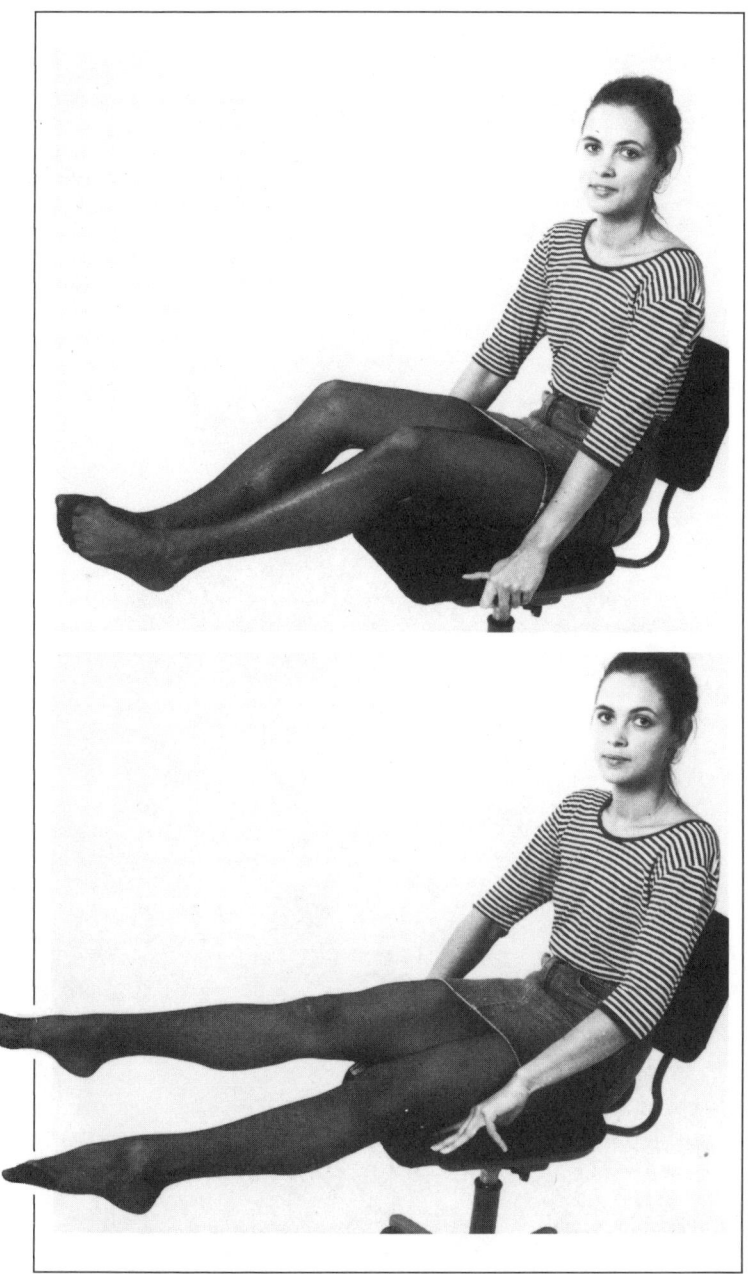

Beispiele für Übungsprogramme

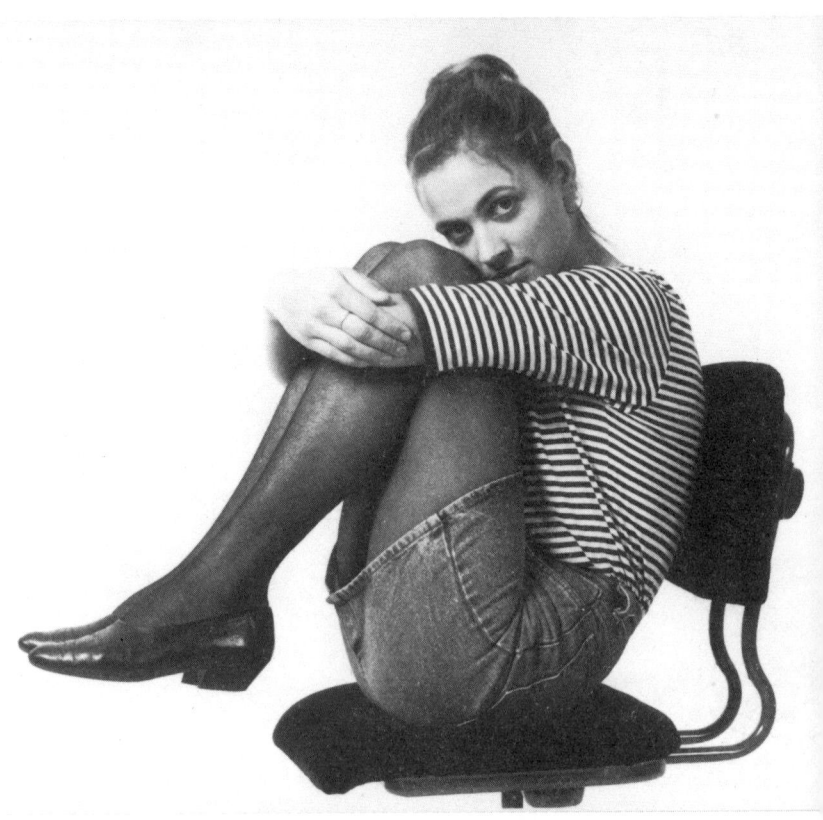

Programm für den gestreßten Manager

1. Wechselatmung (Übung 3)
2. Löwe (Übung 13)
3. Kopfkippen (Übung 7)
4. Hochgreifen (Übung 24)
5. Kniepresse (Übung 30)
6. Boxen (Übung 32)
7. Paketsitz (Übung 40)
8. Bogen (Übung 53)
9. Zusammenfallen (Übung 39)
10. Entspannungsatmung (Übung 5)

Programm für eine langweilige Dauersitzung

1. Tiefe Atmung (Übung 2)
2. Kopfdrücken abwärts (Übung 10)
3. Kopfkippen (Übung 7)
4. Stuhlpresse (Übung 25)
5. Kleine Handgymnastik (Übung 38)
6. Beinkreuzen (Übung 46)
7. Fußkreisen (Übung 57)
8. Fußwinken (Übung 60)
9. Ausschütteln der Beine (Übung 63)
10. Entspannungsatmung (Übung 5)

Muntermach-Programm für Sekretärinnen und Computer- arbeiter

1. Augengymnastik (Übung 1)
2. Kopfdrehen (Übung 6)
3. Löwe (Übung 13)
4. Schulterheben (Übung 20)
5. Kutscherübung (Übung 15)
6. Wechselseitiges Anhocken (Übung 48)
7. Bogen (Übung 53)
8. Körperwelle (Übung 41)
9. Strampeln (Übung 56)
10. Erfrischungsatmung (Übung 4)

Übungen gegen die neue Computerkrankheit

1. Kutscherübung (Übung 15)
2. Arm-Kopf-Wenden (Übung 14)
3. Umklammerung (Übung 23)
4. Hochgreifen (Übung 24)
5. Sonnengruß (Übung 29)
6. Handpresse (Übung 28)
7. Fingerdrücken (Übung 37)
8. Auspendeln der Unterarme (Übung 34)
9. Kleine Handgymnastik (Übung 38)
10. Boxen (Übung 32)

Übungen gegen Sitzbäuchlein und lahme Lenden

1. Zusammenfallen (Übung 39)
2. Paketsitz (Übung 40)
3. Schlangentanz (Übung 45)
4. Diagonales Vorbeugen (Übung 43)
5. Wechselseitiges Anhocken (Übung 48)
6. Anhocken o. Hochspreizen im Stütz (Übung 49)
7. Beinkreisen (Übung 50)
8. Bogen (Übung 53)
9. Körperwelle (Übung 41)
10. Entspannungsatmung (Übung 5)

Übungsfolge gegen Kopfschmerz und Migräne

1. Augengymnastik (Übung 1)
2. Wechselatmung (Übung 3)
3. Kopfpendeln (Übung 8)
4. Arm-Kopf-Wenden (Übung 14)
5. Kopfdrücken vorwärts (Übung 9)
6. Kopfdrücken seitwärts (Übung 12)
7. Schulterkreisen (Übung 19)
8. Armfedern (Übung 27)
9. Schulterschütteln (Übung 33)
10. Entspannungsatmung (Übung 5)

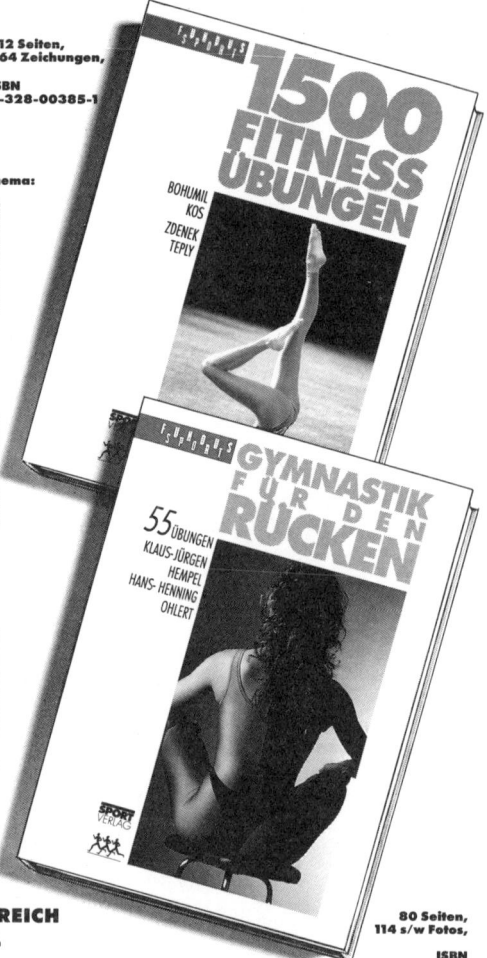